KB044544

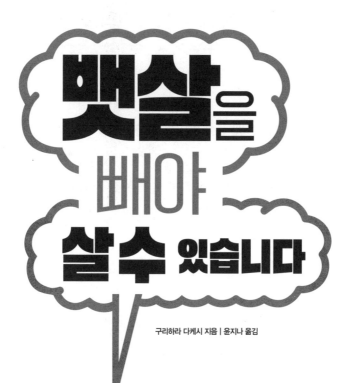

뱃살을 빼야 살 수 있습니다

구리하라 다케시 지음 | 윤지나 옮김

서사원

누구나 쉽고 건강하게 살을 뺄 수 있다

"별로 많이 먹지도 않는데 살이 빠지지 않아요."

이렇게 말하는 사람들이 많은데 그 이유는 뭘까? 결론부터 말하면 제대로 된 식생활이 뭔지 모르기 때문이다. 안 좋은 음식을 잘못된 방식으로 먹기 때문에 아무리 노력해도 살이 빠지지 않는 것이다. 결국 '도대체 어떡해야 살이 빠지는 거야?'라며 고민만 깊어지는 사이에 지방간과 같은 병으로 발전하곤 한다.

이 책에서는 일주일 만에 '다이어트 스위치'가 켜지는, 가장 강력한 '다이어트법'을 소개한다. 다섯 가지 방법이 있다.

• 양치질로 입안 깨끗이 하기
• 다크 초콜릿 먹기
• 녹차 마시기
• 당질 살짝 줄이기
• 가벼운 운동하기

독자 여러분이 '꾸준히 하기 쉽고 효과가 좋은 방법'만을 엄선했다.

'이만 닦아도 정말로 살이 빠진다고?'라며 의아해하는 독자도 있을 것이다. 그러나 최근 치주병이 우리 몸에서 다양한 질병을 일으킨다는 사실이 밝혀져 큰 화제를 모으고 있다. 구강 관리를 통해 치주병을 예방하면 체중이 준다는 말은 '거짓말 같은 진실'이다. 바로 실천에 옮겨 보고 싶지 않은가?

초콜릿과 녹차로 살을 뺄 수 있다는 사실에도 놀랐을 것이다. 하지만 이는 모두 진실이다. 카카오 함량이 70% 이상인 다크 초콜릿을 식전에 먹으면 당질 흡수가 늦춰져 살이 잘 찌지 않는다. 녹차에 함유된 '카테킨catechin'도 최근 연구에서 지방을 연소시키는 효과가 있는 것으로 나타났다.

이렇게 쉽다 보니 누구나 할 수 있을 것 같지만, 꾸준히 하는 것은 의외로 어렵다. 일단 일주일만 열심히 해보자. 일주일 후면 분명히 여러분 몸속에서 다이어트 스위치가 켜져 저절로 살이 빠지는 체질로 바뀌어 있을 것이다.

'누구나 쉽고 건강하게 살을 뺄 수 있을 것'이라 자신한다. 이 책을 통해 여러분이 무리하지 않고 마른 체질로 바뀐다면 이보다 더한 기쁨은 없을 것이다.

구리하라클리닉 도쿄 니혼바시 원장

구리하라 다케시

일주일만에 저절로
살 빠지는 몸을 만드는 방법

지금까지 번번이 다이어트에 실패했다면 살이 빠지지 않는 원인을 제거하지 못 했기 때문이다. 몇 가지 생활습관을 개선해 체질을 근본적으로 바꿔 보자.

지금까지 다이어트에 실패한 이유는
살이 빠지지 않는 원인을 제거하지 못 했기 때문!

"운동 부족이야.
운동해야지"

"과식했으니까
**칼로리를
조절해야 돼**"

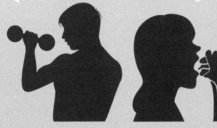

살이 빠지지 않는 근본적인 원인을 모르고
한 가지 방법으로만 살을 빼려고 한다.

그 결과

"다이어트를 해도 효과를 모르겠네…."

"바로 요요가 오네…."

이는 모두 '다이어트 스위치'가
켜지지 않았기 때문!

'다이어트 스위치'가 켜지지 않았던 이유는
간에 지방이 쌓이는 '지방간' 때문이었다.

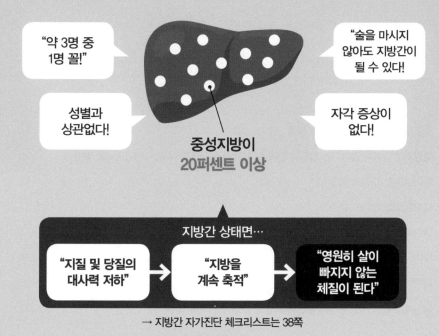

"약 3명 중 1명 꼴!"

"술을 마시지 않아도 지방간이 될 수 있다!

성별과 상관없다!

자각 증상이 없다!

중성지방이
20퍼센트 이상

지방간 상태면…

"지질 및 당질의 대사력 저하" → "지방을 계속 축적" → "영원히 살이 빠지지 않는 체질이 된다"

→ 지방간 자가진단 체크리스트는 38쪽

지방간은
몇 가지 생활습관만 바꿔도 개선할 수 있다!

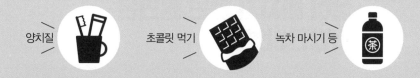

양치질

초콜릿 먹기

녹차 마시기 등

일주일만에 '다이어트 스위치'가 켜져
저절로 살 빠지는 체질이 된다!

차례

PART 1

내장지방 명의가 알려주는 새로운 상식 ①

살이 빠지지 않는 원인은 지방간이었다!

PART 2

내장지방 명의가 알려주는 새로운 상식 ②

이를 잘 닦아야
살을 뺄 수 있다!

PART 3

내장지방 명의가 알려주는 새로운 상식 ③

금세 몸이 달라지는!
가장 강력한 살 빠지는 식사법

PART 4

내장지방 명의가 알려주는 새로운 상식 ④

적당한 운동이
마른 체질에 도움된다

내장지방 명의가 알려주는 일주일 만에 '다이어트 스위치'가 켜지는 가장 강력한 방법

다이어트법

양치질로 입안 깨끗이 하기

치주병을 없애는 것이 다이어트를 위한 첫 걸음

입안에 살고 있는 다양한 세균과 입을 통해 들어온 세균은 우리 몸의 건강에 영향을 미친다. 특히 치주병균은 혈당치를 조절하는 인슐린의 작용을 저해해 간의 중성지방을 늘리는 원인이 된다.

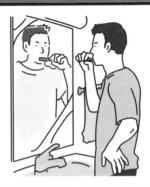

다이어트법

다크 초콜릿 먹기

혈당치의 상승을 억제해 당의 흡수를 늦춰준다

카카오 함량이 70% 이상인 다크 초콜릿에는 카카오 폴리페놀이 많이 함유돼 있어 혈당치의 상승을 억제한다. 식이섬유도 풍부해 당의 흡수를 늦춰줄 뿐 아니라 장내 환경을 정돈해주는 효과도 있다.

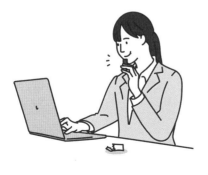

다이어트법 3

녹차 마시기

마시기만 해도 지방 연소 & 증가 억제

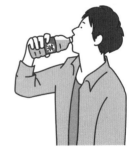

녹차에 함유된 폴리페놀 가운데 하나인 녹차 카테킨에는 지방 연소를 촉진하는 작용이 있다. 페트병에 든 녹차 음료를 마셔도 되는데, 상품을 고를 때는 건강 성분이 많은 진한 녹차를 고르자. 녹찻잎을 우려서 마실 때는 찻잎까지 먹으면 더 큰 다이어트 효과를 볼 수 있다.

살이 쉽게 빠지지 않았던 것은 '다이어트 스위치'가 켜지지 않았기 때문!
살 빠지는 다섯 가지 다이어트법을 일주일 동안 실천해 살 빠지는 체질로 바꿔보자.

다이어트법 4

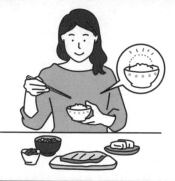

당질 살짝 줄이기

당질을 평소보다 한 입만 줄여도 마른 체질로 바뀐다

당질은 지방으로 바뀌어 저장될 뿐 아니라 과식하면 혈당치를 높여 지방을 축적하기 좋은 상태가 된다. 평소 식사할 때 당질을 한 입만 덜 먹어도 지방이 잘 쌓이지 않는 체질로 바꿔갈 수 있다.

다이어트법 5

가벼운 운동하기

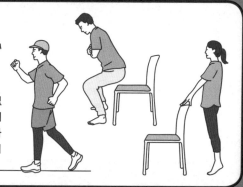

간단한 운동이 몸의 변화를 더 빨리 가져온다

살을 빼기 위해 심한 운동을 할 필요는 없다. 간단한 운동을 매일 하는 것이 마른 체질로 가는 지름길이다. 근육량이 많은 하체를 중심으로 단련하면 다이어트 스위치를 효율적으로 켤 수 있다.

다섯 가지 다이어트법을 실천하면
살이 빠지지 않는 원인이었던 지방간이 개선돼
일주일 만에 '다이어트 스위치'가 켜진다!

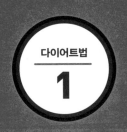

다이어트법

1

양치질로
입안 깨끗이 하기

이런 효과가 있다!

- 치주병균 및 충치균이 몸속으로 들어오는 것을 방지한다.
- 인슐린의 작용을 방해하는 치주병을 예방한다.
- 장내 환경을 개선해 대사기능이 향상된다.
- 당뇨병 등 생활습관병이 개선된다.

입안 건강은 몸의 건강에 직결된다. 치주병균과 충치균이 잇몸을 통해 혈관으로 침입하면 혈액을 타고 돌면서 우리 몸에 영향을 주기 때문이다. 또한 치주병이 진행되면 인슐린의 작용을 방해해 간에 중성지방이 쌓여 살이 잘 찌는 체질로 바뀐다. 따라서 평소에 구강 관리를 잘 하는 것이 중요하다.

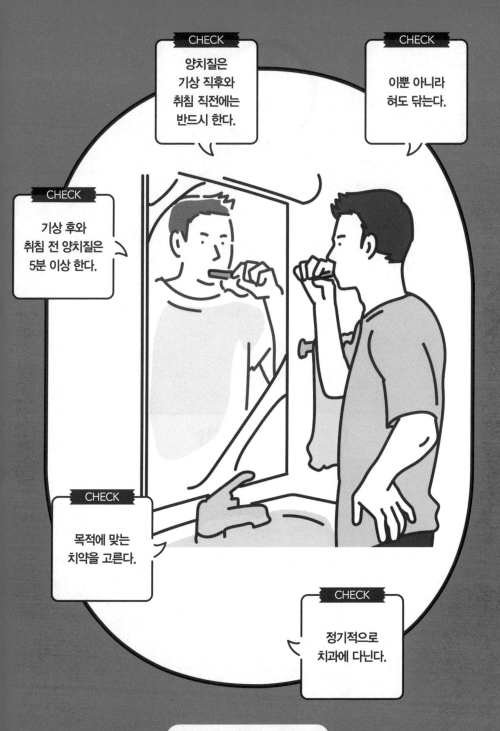

≪ 자세한 내용은 48쪽 참조!

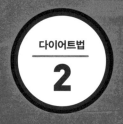

다크 초콜릿
먹기

이런 효과가 있다!

- 당의 흡수를 늦춰 혈당치의 급격한 상승을 막는다.
- 식이섬유가 풍부해 장내 환경을 개선시킨다.
- 간의 활성산소를 제거해 지방간을 예방한다.
- 항산화 작용으로 치주병균을 억제시킨다.

카카오에 함유된 카카오 폴리페놀에는 항산화 작용이 있어 간의 활성산소를 제거해 지방간을 개선해준다. 혈당치 상승을 늦춰주고 치주병을 예방할 뿐 아니라 심신 안정 효과도 있다. 위 효과를 충분히 보기 위해서는 카카오 함량이 70% 이상인 다크 초콜릿을 먹는다.

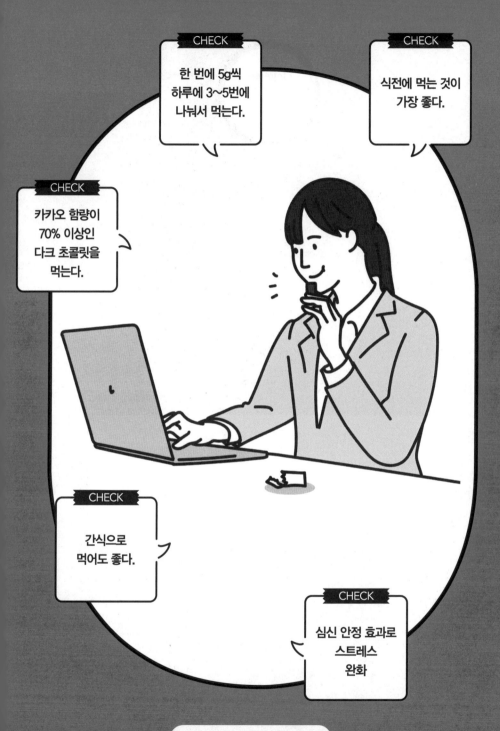

CHECK
한 번에 5g씩
하루에 3~5번에
나눠서 먹는다.

CHECK
식전에 먹는 것이
가장 좋다.

CHECK
카카오 함량이
70% 이상인
다크 초콜릿을
먹는다.

CHECK
간식으로
먹어도 좋다.

CHECK
심신 안정 효과로
스트레스
완화

≪ 자세한 내용은 68쪽 참조

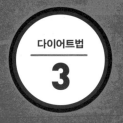

녹차 마시기

이런 효과가 있다!

- 대사를 높여 지방의 연소를 촉진시킨다.
- 당의 흡수를 억제해 중성지방의 합성을 억제한다.
- 혈압과 혈당치를 개선한다.
- 항산화 작용으로 면역력을 향상시킨다.

녹차에는 폴리페놀의 일종인 카테킨이 풍부한데, 이 카테킨은 당의 흡수를 방해해 중성지방의 합성을 억제한다. 지방 연소 작용도 있어 다이어트에는 최적의 음료이다. 면역력을 높이는 성분도 함유돼 있는데, 온도에 따라 건강 효과가 달라진다. 찻잎을 우려 마시면 더 효과적이다.

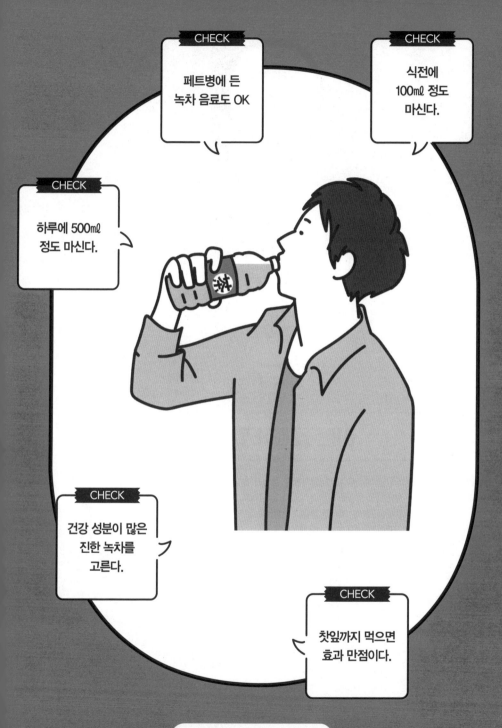

《 자세한 내용은 74쪽 참조

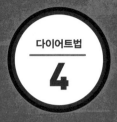

당질
살짝 줄이기

이런 효과가 있다!

- 지방이 에너지로 소비되기 좋은 상태가 된다.
- 혈당치의 상승을 억제해 지방이 잘 쌓이지 않는 체질로 만들어준다.
- 생활습관병을 예방해 질병의 위험성을 낮춰준다.
- 건강하게 살이 빠지고 요요현상도 없다.

내장지방의 원인은 칼로리가 높은 식사가 아니라 실은 당질에 있다. 당질의 과다 섭취가 혈당치를 급격하게 상승시켜 중성지방을 축적하게 만든다. 그렇다고 해서 활동할 때 에너지원으로도 쓰이는 당질을 전혀 섭취하지 않을 수는 없으니 평소 식사할 때 조금 줄이는 정도면 충분하다. 밥은 식사 때마다 한 입씩만 덜 먹어도 효과가 있다.

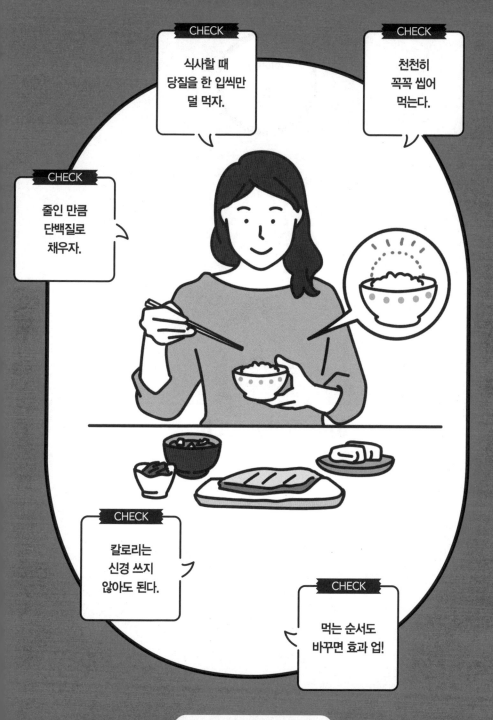

《 자세한 내용은 82쪽 참조

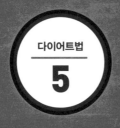

다이어트법

5

가벼운
운동하기

이런 효과가 있다!

- 근육량이 늘어 기초대사가 활발해진다.
- 몸에 부하가 걸리지 않아 체지방을 연소할 수 있다.
- 혈류가 개선돼 동맥경화를 예방한다.
- 자율신경의 균형이 잡힌다.

심한 운동은 끈기가 필요한 데다 몸에 부하가 걸리기 때문에 추천하지 않는다. 오히려 가벼운 운동을 오래 지속해야 효율적으로 지방을 뺄 수 있다. 걷기처럼 누구나 할 수 있는 유산소운동이 가장 좋다. 스쿼트도 근육량을 늘려 기초대사를 올려주기 때문에 습관을 들이면 살이 잘 찌지 않는 체질이 된다.

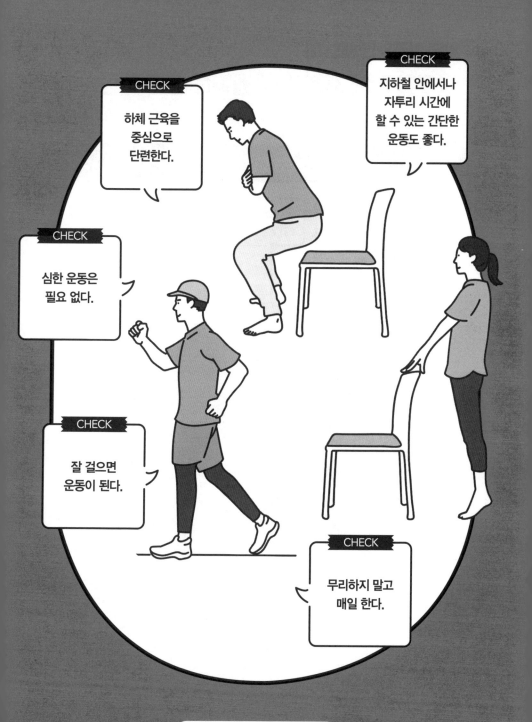

"일단 일주일만 해보자!"
일주일 만에 저절로 살 빠지는 생활 패턴

출근하는 날 생활계획표의 예

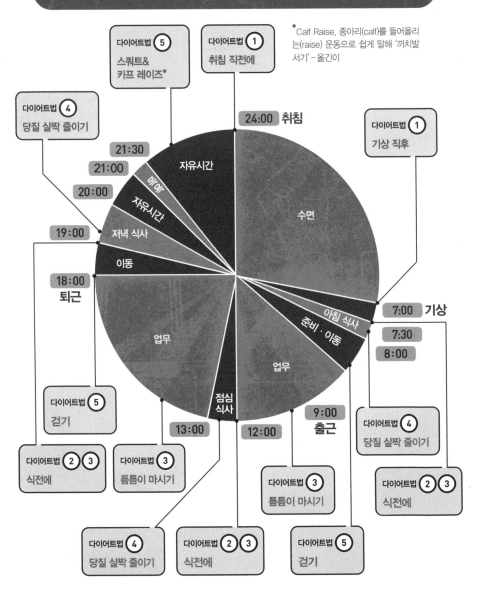

* Calf Raise, 종아리(calf)를 들어올리는(raise) 운동으로 쉽게 말해 '까치발 서기' - 옮긴이

다이어트법 ⑤
스쿼트&
카프 레이즈*

다이어트법 ①
취침 직전에

다이어트법 ④
당질 살짝 줄이기

다이어트법 ①
기상 직후

21:30
21:00
20:00
19:00
18:00 퇴근

자유시간
메이크
자유시간
저녁 식사
이동
업무

24:00 취침
수면

아침 식사
준비·이동
업무

7:00 기상
7:30
8:00

9:00
출근

점심
식사
13:00
12:00

다이어트법 ⑤
걷기

다이어트법 ② ③
식전에

다이어트법 ③
틈틈이 마시기

다이어트법 ③
틈틈이 마시기

다이어트법 ④
당질 살짝 줄이기

다이어트법 ② ③
식전에

다이어트법 ④
당질 살짝 줄이기

다이어트법 ② ③
식전에

다이어트법 ⑤
걷기

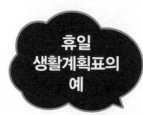

휴일
생활계획표의
예

① 양치질로 입안 깨끗이 하기, ② 다크 초콜릿 먹기,
③ 녹차 마시기, ④ 당질 살짝 줄이기, ⑤ 가벼운 운동하기 등
다섯 가지 다이어트법을 넣어 짠 생활계획표의 예를 소개한다.
각자 생활패턴에 맞춰 실천할 수 있는 것부터 시작해보자.

휴일 생활계획표의 예

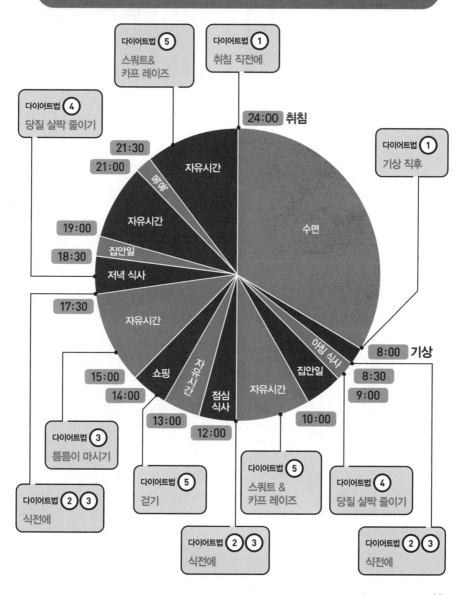

PART

1

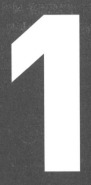

'왜 이렇게 살이 빠지지 않지?…'
'다이어트가 쉽지 않네…'
그 원인은 간에 지방이 쌓이는 '지방간'일 수 있다. 마른 체질이 되기 위해서는
먼저 간에 쌓인 지방을 줄여 건강한 간으로 만드는 것이 중요하다.

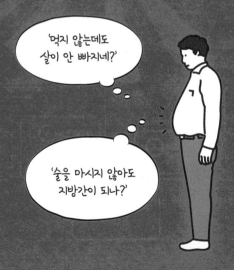

살이 빠지지 않는
원인은 지방간이었다!

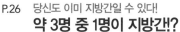

'먹지 않는데도
살이 안 빠지네?
'술을 마시지 않아도
지방간이 되나?'

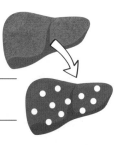

당신도 이미 지방간일 수 있다!

약 3명 중 1명이 지방간!?

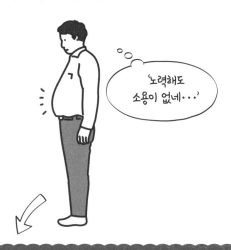

'노력해도
소용이 없네···'

"그 원인은···
간에 지방이 쌓이는 지방간일 수 있다!"

'지방간'이라는 말을 들어본 적 있는가? 이는 간에 지방이 쌓여 푸아그라처럼 된 상태를 말한다.

정기검진이나 건강검진 등을 통해서 어렴풋이 알고는 있어도 자신도 걸릴 수 있을 거라고 걱정하는 사람은 적을 것이다. 하지만 현실은 약 4000만 명으로 일본인의 약 3명 중 1명이 지방간인 것으로 추산되고 있다(대한당뇨병학회 지방간 연구회에 따르면, 국내 성인 10명 중 4명이 지방간 상태로 나타났다. ─편집자 주). 이 지방간이 살이 빠지지 않는 원인일 가능성이 있다.

지방간은 '술을 좋아해 과음하는 사람들이 걸리는 병'으로 알려져 있지만, 실은 술을 전혀 마시지 않아도 지방간이 될 수 있다. 지방간의 종류는 두 가

26

3가지 이상 해당되면 지방간일 가능성이 크다!

- ☐ 배가 나왔다고 느낀다.
- ☐ 근육이 빠졌다고 느낀다.
- ☐ 습관적으로 하는 운동이 없다.
- ☐ 입안이 건조하다고 느낄 때가 있다.
- ☐ 치아 관리를 소홀히 하고 있다.
- ☐ 식사할 때는 주식부터 손을 댄다.
- ☐ 밥을 두 그릇 이상 먹는 날이 주 5일 이상 된다.
- ☐ 면류를 주 3회 이상 먹는다.
- ☐ 거의 매일 과일을 먹는다.
- ☐ 맛이 강한 것을 좋아한다.
- ☐ 식사를 10분 이내로 끝낼 때가 자주 있다.
- ☐ 매일 술을 마신다(하루 알코올량 남성 40g 이상, 여성 20g 이상).
- ☐ 밤에 쉽게 잠들지 못 할 때가 있다.
- ☐ 아침에 일어났을 때 피로가 풀리지 않았다고 느낄 때가 있다.
- ☐ 담배를 피운다.
- ☐ 수축기 혈압(위 혈압)이 130mmHg 이상이다.

지이고, '당질을 과다 섭취'해도 지방간이 될 수 있다.

그런데 많은 사람들이 이런 사실을 모르고 당질을 과다 섭취해 지방간 상태로 생활하고 있다. 이 상태가 되면 간 기능이 떨어져 다이어트를 열심히 해도 지방을 태우는 효과를 충분히 볼 수 없다. '왜 이렇게 살이 빠지지 않지?…'라고 생각된다면 먼저 지방간이 의심되는지 상단의 자가진단 체크리스트로 확인해 보자. 3가지 이상 해당되면 지방간일 가능성이 있다. 지방간은 성별이나 연령과 상관없이 의외로 걸리기 쉬운 질병이다.

간은 어떤 장기인가?

우리 몸에서 가장 큰 장기인 간은 무게가 체중의 약 2.5%로 성인은 1kg이 넘는다. 간에는 우리 몸에 꼭 필요한 중요한 기능이 크게 세 가지가 있는데 바로 '영양소의 대사' '담즙의 생성' '유해물질의 해독 및 분해'이다.

첫 번째 기능으로 간에는 음식물에 함유된 영양소를 변화시켜 축적하는 기능이 있는데 이를 '대사'라고 한다. 예를 들어 당질의 경우 소장에서 분해된 포도당을 글리코젠glycogen으로 합성해 저장한다. 혈중 포도당이 부족해지면 다시 원상태로 되돌려 방출한다.

두 번째 기능은 담즙의 생성인데, 담즙은 주로 지방과 단백질을 분해하기 쉽게 돕는 역할을 한다. 항상 간에서 분비되며 담낭에 저장, 농축된다. 식사 등의 자극이 생겨 담낭이 수축하면 담즙은 십이지장으로 배출됐다 결국 체내에서 배설된다.

마지막으로 유해물질의 해독 및 분해이다. 알코올을 예로 들면 구토나 두통, 두근거림 등과 같은 증상의 원인이 되는 유해물질 아세트알데히드Acetaldehyde로 일단 분해한 다음, 간에 있는 효소를 이용해 무해한 아세트산acetic acid으로 바꿔 준다.

간은 세포의 재생능력도 뛰어나 병에 걸려도 자각 증상이 잘 나타나지 않는다는 점에서 '침묵의 장기'라 불린다. 이렇다 보니 증상이 나타난 다음에는 늦어 조기 발견이 중요하다. 특히 간 질환은 지방간에서 시작된다고 해도 과언이 아니기 때문에 간에 지방이 쌓이지 않도록 평소에 주의해야 한다.

간은 우리 몸에서 가장 큰 장기

간의 3대 기능

1 영양소의 대사

음식에 함유된 영양소를 분해, 합성해 몸에서 쓸 수 있는 형태로 변화시키거나 저장하는 기능이 있다. 저장한 것은 필요에 따라 체내로 공급된다.

2 담즙의 생성

담즙에는 주로 지방과 단백질의 소화를 돕고 간에 있는 불필요한 물질을 배출하는 기능이 있다. 담즙은 담낭에 저장되며 필요에 따라 십이지장으로 보내져 분비된다.

3 유해물질의 해독 및 분해

혈중 유해물질을 무독화하는 작용이 있는데, 알코올의 경우 '아세트알데히드'라는 유해물질로 분해한 다음 이를 '아세트산'으로 바꿔 배출한다.

"간은 음식에 함유된 영양소를 대사하거나 알코올 등을 분해하는 장기이다. 즉, 간이 건강하지 못 하면 살을 뺄 수 없다!"

지방간이 뭐야?

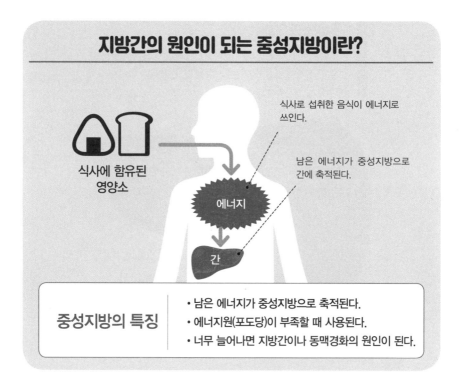

지방간의 원인이 되는 중성지방이란?

식사에 함유된 영양소

식사로 섭취한 음식이 에너지로 쓰인다.

남은 에너지가 중성지방으로 간에 축적된다.

에너지

간

중성지방의 특징

- 남은 에너지가 중성지방으로 축적된다.
- 에너지원(포도당)이 부족할 때 사용된다.
- 너무 늘어나면 지방간이나 동맥경화의 원인이 된다.

지방간을 한 마디로 정리하면, 간에 지방이 과다하게 쌓인 상태를 말한다. 당질이나 알코올을 과다 섭취하면 쉽게 생기기 때문에 '간의 현대병'이라고 해도 과언이 아니다.

간에 쌓이는 지방을 '중성지방'이라고 하는데, 주로 몸을 움직일 때 에너지원으로 쓰인다. 평소에는 간에 저장돼 있다가 몸의 에너지원인 포도당이 부족해졌을 때 이를 보충하는 데 쓰인다. 정상 간은 중성지방이 3~5% 정도인데, 무절제한 생활을 하다 보면 중성지방은 금세 늘어난다. 그 결과 간에 중성

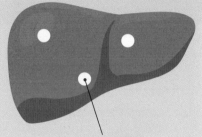

지방간=간에 중성지방이 쌓인 상태

지방간의 경우

중성지방이 20% 이상

중성지방의 축적 한도를 넘어 살이 잘 찌게 된다

간의 중성지방이 20%를 넘으면 간세포가 염증을 일으켜 파괴돼 중성지방이 혈액으로 흡수된다. 이것이 지방으로 쌓이면 비만이 되는 것이다.

정상 간의 경우

중성지방이 3~5%

영양소를 쓰기 좋은 상태로 바꿔서 저장

당질 등과 같은 영양소를 각 기관에서 사용할 수 있는 형태(포도당 등)로 바꿔서 혈중으로 방출한다. 남은 당질은 중성지방으로 축적한다.

지방이 필요 이상으로 쌓여 20%를 넘으면 지방간 상태가 되는 것이다.

지방간이 되면 간에 있는 세포의 60% 이상을 차지하는 '간세포'가 염증을 일으켜 파괴된다. 그럼 간세포에 있는 중성지방이 혈액으로 방출돼 몸의 이곳저곳으로 돌아다니게 된다. 이 상태가 지속되면 배나 다리, 팔 등에 지방이 축적돼 비만이 되는 것이다. 더 심해지면 혈액이 걸쭉해져 동맥경화를 일으키는 등 질병 위험성도 높아진다.

이처럼 간에 지방이 쌓이면 비만이 진행될 뿐 아니라 건강에도 나쁜 영향을 준다. 살을 빼는 것뿐 아니라 건강한 몸을 만들기 위해서라도 불필요한 중성지방을 줄여 지방간을 개선해야 한다.

지방간을 고치면 저절로 살 빠지는 체질이 된다

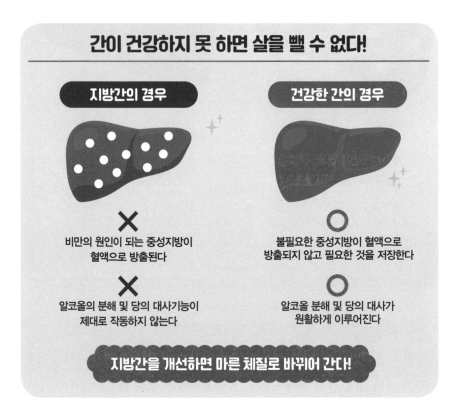

간이 건강하지 못 하면 살을 뺄 수 없다!

지방간의 경우

✕ 비만의 원인이 되는 중성지방이 혈액으로 방출된다

✕ 알코올의 분해 및 당의 대사기능이 제대로 작동하지 않는다

건강한 간의 경우

○ 불필요한 중성지방이 혈액으로 방출되지 않고 필요한 것을 저장한다

○ 알코올 분해 및 당의 대사가 원활하게 이루어진다

지방간을 개선하면 마른 체질로 바뀌어 간다!

앞서 간에 중성지방이 쌓이면 지방간이 돼 혈액으로 방출된 중성지방이 체내에 지방으로 축적된다고 했는데, 문제는 그것만이 아니다.

지방간이 되면 간 기능이 저하돼 알코올를 분해하고 당을 대사하는 기능이 악화된다. 혈당치를 안정시키는 기능도 저하돼 필요 이상으로 지방이 잘 쌓이는 체질이 된다. 이런 상태에서는 아무리 다이어트를 해도 충분한 효과를

지방간은 자각 증상이 없다!

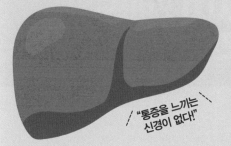

"통증을 느끼는 신경이 없다!"

자각 증상이 없기 때문에 조용히 진행된다

간에는 통증을 느끼는 신경이 없기 때문에 손상을 입어도 알아차리기 어려워 증상이 조용히 진행된다.

증상이 나타났을 때는 이미 늦다!?

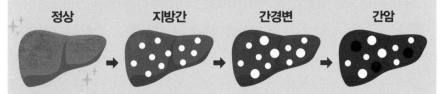

| 정상 | 지방간 | 간경변 | 간암 |

지방간에서 간경변으로 이행하는 과정에서는 대부분 자각 증상이 없다. 간경변 초기에 권태감을 느끼는 정도다. 황달이나 복수 등과 같은 뚜렷한 증상이 나타나는 것은 간경변 중기 이후다.

기대할 수 없다. 즉 간이 건강하지 않으면 살을 뺄 수 없다는 이야기이다.

참고로 간의 중성지방 비율이 20%를 넘어도 이렇다 할 자각 증상이 없다. 이것이 지방간의 특징 중 하나이자 무서운 부분인데, 원래 간에는 통증 등을 느끼는 신경이 없기 때문에 손상돼도 증상이 거의 나타나지 않는다. 이런 특징 때문에 많은 사람들이 지방간이 됐다는 사실을 모른 채 다이어트를 하다 결국 실패하는 것이다. 살을 빼기 위해서는 지방간이라는 근본적인 원인을 제거하는 것이 중요하다.

지방간을 방치하면 살을 빼지 못 할 뿐 아니라 자신도 모르는 사이 간경변 으로 진행될 수 있고 더 악화되면 간암으로까지 발전하는 경우도 있다. 지방 간을 빨리 발견해 개선하는 것이 유일한 방법이라는 점을 명심하자.

원인은 알코올만이 아니다!?

술을 마시지 않아도
지방간이 된다

지방간의 원인은 과음만이 아니다. 앞서 설명했듯이 지방간의 원인은 과음과 당질의 과다 섭취 등 두 가지다. 당질의 과다섭취로 인한 지방간을 '비알코올성 지방간질환(NAFLD)'이라고 하는데, 일본인에게 많은 것이 바로 이 타입이다. 간은 당질을 필요한 영양소로 바꾸는 기능이 있는데, 당질을 과다 섭취하면 여분의 당이 중성지방으로 축적돼 지방간이 된다. 비알코올성 지방간질환은 증상이 가벼워 회복이 가능한 '비알코올성 단순 지방간(NAFL)'과 중증화 가능성이 큰 '비알코올성 지방간염(NASH)'으로 구분된다. 비알코올성 지방간염은 방치하면 간경변, 간암으로 진행되는 심각한 질병으로, 당질의 과다 섭취로 발병하는 지방간의 10~20%가 여기에 해당된다고 한다(한국인의 비알코올 지방간질환 유병률은 25~30%로, 만성간염, 간경변증, 간암뿐만 아니라 심뇌혈관 질환의 위험도 큰 것이 특징이다. 출처: 헬스조선).

물론 과음으로 인한 지방간도 있다. 개인차는 있지만 대략 매일 사케 540ml 이상을 5년 이상 마신 사람에서 알코올성 지방간이 발생할 가능성이 커진다고 한다(일반적으로 하루 80g 이상의 알코올을 10~20년간 섭취한 경우, 약 20%에서 알코올성 간경변증이 발생한다. 출처: 서울아산병원 건강정보). 장기간 대량의 음주를 지속하면 간 기능에 이상이 생겨 중성지방을 축적하게 된다. 이 알코올성 지방간도 비교적 완치가 잘 되는 경증과 '알코올성 지방간염(ASH)'이라는 중증으로 나뉘는데, 후자는 방치하면 사망 위험이 있다.

지방간에는 크게 두 종류가 있다!

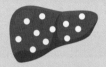

지방간

"알코올 과다
섭취가 원인"

"당질 과다
섭취가 원인"

알코올성
지방간

알코올의 과음이 원인으로 발생하는 지방간 가운데 비교적 경증인 단계.

비알코올성
지방간질환(NAFLD)

알코올에 기인하지 않으며 비만, 당뇨병 등을 수반하는 경우가 많다.

알코올성
지방간염(ASH)

간경변이나 간암으로 진전될 가능성이 있어 방치하면 위험한 단계

비알코올성
단순 지방간(NAFL)

당질의 과다 섭취가 원인으로 발생하는 지방간으로 증상이 가벼워 개선이 잘 된다.

비알코올성
지방간염(NASH)

비알코올성 지방간질환 가운데 10~20%가 중증에 해당한다.

다이어트가 지나쳐도
지방간이 된다

당질을 과다 섭취하면 지방간이 된다고 하니 이참에 당질을 아예 끊는 건 어떨까? 당질을 엄격히 제한하는 무리한 다이어트는 오히려 지방간을 초래 하는 것으로 알려져 있다. 이를 '저영양성 지방간'이라고 한다.

당질을 거의 섭취하지 않는 식생활을 하면 에너지원으로 간에 저장되는 중 성지방이 극단적으로 줄어든다. 우리가 평소 가끔 식사를 걸러도 활동할 수 있는 것은 체내 중성지방이 부족한 에너지를 보충해주기 때문이다. 즉, 중성 지방은 중요한 비상용 에너지인 것이다. 이것이 부족해지면 몸이 기아상태로 착각하고 몸을 지키기 위해 체내의 중성지방을 간으로 보내려 한다. 그 결과 온몸의 지방이 간으로 몰려 지방간이 되는 것이다.

최근 연구에서는 단백질이 부족하면 호르몬의 균형이 깨져 영양소를 대사 하는 기능이 저하돼 지방을 쌓는 체질이 되는 것으로 밝혀졌다. 아직 완전히 규명된 것은 아니지만 극단적인 칼로리 제한이 지방간의 원인이 되는 것은 틀림없다.

이상적인 식사법에 대해서는 80~91쪽에서 상세히 설명하겠지만, 지방간 을 개선해 살을 빼기 위해서는 균형 잡힌 식사를 적당량 하는 것이 중요하다. 무턱대고 당질이나 식사량을 줄이면 오히려 건강을 해칠 수 있다.

무리한 다이어트는 '저영양성 지방간' 유발

평소 필요한 영양소를 충분히 섭취하지 않는다.

지나치게 식사를 제한하면 몸에 필요한 영양소가 부족해져 전체적인 영양의 균형이 깨진다. 특히 단백질, 당질이 부족해지면 몸의 다양한 기능이 흐트러지기 시작한다.

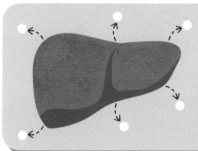

몸이 기아상태로 착각한다.

당질이 부족해지면 간에 저장한 중성지방이 극단적으로 줄어 활동에 필요한 에너지의 비축분까지 소모하게 된다. 그리고 저단백질 상태가 지속되면 호르몬의 균형이 깨져 대사기능에도 나쁜 영향을 준다.

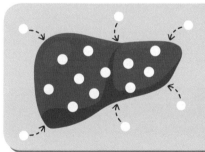

중성지방을 끌어 모아 지방간이 된다.

몸이 에너지가 부족한 것을 기아상태로 착각하면 간에 에너지원이 되는 중성지방을 보충하기 위해 체내의 중성지방이 간으로 보내진다. 그 결과 간에 지방이 집중돼 지방간이 되는 것이다.

영양 부족 상태에서도 지방간이 될 수 있다!

지방간은 자각 증상이 없다! 수치로 확인하자!

'간 기능 검사*'로 지방간인지 알 수 있다!

간의 단백질 대사에 관여하는 세 가지 효소의 수치를 보면
지방간이 의심되는지 쉽게 알 수 있다.

두 가지 수치 모두 16 U/L 을 넘으면 지방간

ALT(GPT)
【참고치】10~30U/L

【이상치】5~16U/L

아미노산을 만들 때 쓰이는 효소로, 당질을 과다 섭취하면 제일 먼저 이 수치가 올라간다. 간세포가 파괴되면 혈액으로 방출되기 때문에 수치가 높으면 지방간이 진행 중일 가능성이 있다.

AST(GOT)
【참고치】10~30U/L

【이상치】5~16U/L

아미노산을 만들 때 쓰이는 효소로, 간이나 근육에 많이 존재한다. 간뿐 아니라 근육이 파괴됐을 때도 수치가 올라가기 때문에 ALT 수치와 비교해 지방간 여부를 판단한다.

이 수치에도 주목

ɣ-GTP
【참고치】남성: 10~50U/L 여성: 10~30U/L

간과 담도에 이상이 있으면 수치가 상승한다. 알코올성 간 장애의 기준이 되는데 당질의 과다 섭취 및 스트레스에 의해서도 비교적 쉽게 올라간다.

* 간 기능 검사만 받는다면 일반 내과, 가정의학과에서 간단히 혈액 검사로 진행하며, 대략 만 원 이내의 비용이 발생합니다. 자세한 사항은 병원에 문의해주세요. - 편집자 주

지방간일 때 ALT와 AST 수치가 높아지는 구조

정상 간의 경우

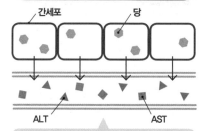

간세포　당　ALT　AST

정상일 때도 일정량의 ALT와 AST가
혈액 속을 흐르고 있는데 기준치 내면
문제없다.

지방간의 경우

과도하게 늘어난 당　염증을 일으킨 간세포

염증으로 인해 간세포가 파괴돼 ALT와
AST가 혈액으로 흘러들면 ALT 또는 두
효소 모두 양이 과도하게 늘어난다.

수치를 비교하면 할 수 있다

| ALT와 AST 모두 16U/L 이상일 경우 | ➡ | 지방간일 가능성이 큼 |

더 나아가

| ALT > AST일 경우 | ➡ | 비알코올성 지방간일 가능성이 큼 |

| ALT < AST 또는 ɣ-GTP가 높을 경우 | ➡ | 알코올성 지방간일 가능성이 큼 |

BMI 25 이상이면
지방간일 가능성이 크다

비만 남성이 지방간일 가능성은 거의 100%!?

남성에게 잘 쌓이는 지방	여성에게 잘 쌓이는 지방
‖	‖
내장지방	**피하지방**

남성에게 잘 쌓이는 지방으로, 늘어나면 사과형 비만이 된다. 간의 세포 내에도 쌓이기 때문에 위험도가 높은 지방이다.

여성에게 잘 쌓이는 지방으로, 피하조직에 축적된다. 겉으로 잘 드러나지만 내장에는 영향을 주지 않아 위험도는 낮은 편이다.

"내장지방형 비만인 사람은 이미
간에도 지방이 쌓여 있을 가능성이 크다!"

간수치를 확인하는 방법 외에 지방간을 판단하는 기준이 한 가지 더 있다. 성인의 비만도를 나타내는 지표로, 전 세계적으로 널리 이용되고 있는 'BMI(체질량지수)'이다. BMI는 체중과 키로 산출하는 간단한 계산식으로, 세계보건기구(WHO) 국제기준에 따르면 BMI 25 이상은 과체중, 30 이상은 비만이다. 단 비만의 판정기준은 나라마다 다른데(대한비만학회는 BMI 23 이상일 때 과체중, 25를 넘어갈 경우 비만으로 분류한다. – 편집자 주), 일본비만학회가 정한 기준에 따르면 18.5 미만은 '저체중', 18.5 이상 25 미만은 '보통 체중', 25 이상은

키와 체중으로 비만도를 체크하자

BMI 계산법

BMI = 체중(kg)÷키(m)÷키(m)

나이 40세, 체중 80kg,
키 170cm인 사람의 BMI는
80(kg)÷1.7(m)÷1.7(m)=27.68

> **BMI란?**
> 체중과 키로 계산하는 비만도를 나타내는 체격 지수이다. 나이 40세, 체중 80kg, 키 170cm인 사람의 BMI를 앞의 계산식에 따라 계산하면 27.68=비만(1단계)이 된다.

BMI 기준

연령	저체중(마름)	보통 체중	비만(1단계)	비만(2단계 이상)
18~49세	18.5 미만	18.5~24.9	25~29.9	30 이상
50~64세	20 미만	20~24.9	25~29.9	30 이상
65세 이상	21.5 미만	21.5~24.9	25~29.9	30 이상

출처: 후생노동성 《일본인의 식사 섭취 기준(2020년판)》을 토대로 작성

'비만'이며, 비만은 그 정도에 따라 '1단계 비만~4단계 비만'으로 분류된다.

지방간은 중성지방이 간에 많이 축적된 상태를 말한다. 즉, BMI가 25 이상으로 비만인 사람은 지방간일 가능성이 크다. 특히 남성의 경우는 거의 100%가 지방간이라고 해도 과언이 아닐 정도이다. 이처럼 BMI는 지방간 여부를 판단하는 지표도 된다.

한편 이상 체중은 BMI가 22가 되는 경우라고 한다. 단, 근육이나 지방량 등에는 개인차가 있어 결코 정확한 수치라고는 할 수 없다. 간에 있는 지방은 ALT가 16U/L 이하면 축적되지 않은 상태로 보기 때문에, ALT 16U/L 이하일 때의 체중이 그 사람의 이상적인 체중이라고 보면 된다.

자신에게 맞는 다이어트 스위치 켜는 법

살을 빼기 위해서는 체지방의 대부분을 차지하는 중성지방을 빼야 하는데, 요령이 필요하다. 이 요령만 잘 터득하면 의외로 쉽게 살을 뺄 수 있다. 그럼 그 요령이란 뭘까? 다름 아닌, 10~23쪽에서 소개한 '다이어트법'이다. 이 방법을 실천하면 몸속에서 찰칵하고 '다이어트 스위치'가 켜진다. 먼저 이 스위치를 켜는 것부터 시작해보자.

다이어트 스위치는 지방의 종류에 따라 켜지는 타이밍이 다르다. 앞에서도 설명했지만 비만에는 내장지방형과 피하지방형이 있다. 내장지방형 비만은 남성에게 많고 BMI 25 이상인 남성의 대부분은 이미 지방간이라고 봐도 무방할 것이다. 단, 내장지방은 '비교적 빼기 싶다'는 특징이 있다. 그래서 다이어트법을 일주일 정도 실천하면 쉽게 다이어트 스위치를 켤 수 있고, 스위치가 켜지면 내장지방이 빠질 뿐 아니라 지방간 개선에도 도움이 된다.

문제는 여성에게 많은 피하지방형 비만이다. 피부 아래 쌓이는 지방은 내장에는 영향을 주지 않지만 '잘 빠지지 않는다'는 특징이 있다. 즉 쉽게 다이어트 스위치가 켜지지 않는 종류라는 것이다. 다이어트법을 꾸준히 여덟 세트 이상 반복했을 무렵에는 효과를 실감할 수 있을 것이다. 특별히 어려운 것은 없으니 습관을 들여 꾸준히 지속하는 것이 중요하다.

지방의 종류에 따라 다이어트 스위치가 켜지는 타이밍이 다르다

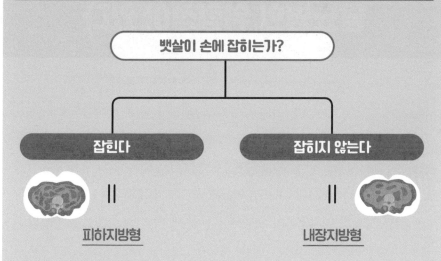

뱃살이 손에 잡히는가?

| 잡힌다 | 잡히지 않는다 |

피하지방형

여성에게 많이 나타나며 손에 잡히는 것이 특징. 피부 아래에 쌓이는 지방이기 때문에 내장에는 영향이 없어 비교적 위험도는 낮은 지방이다. 단, 한 번 쌓이면 잘 빠지지 않으니 주의가 필요하다.

내장지방형

일반적으로 남성에게 많고 손에 잡히지 않는다. 내장 주위에 쌓이는 지방이기 때문에 이 타입의 사람들은 지방간일 가능성이 높지만 다행히 비교적 빼기 쉬운 지방이다.

다이어트 스위치가 켜질 때까지 시간이 걸린다.

피하지방은 빼기 어렵고 다이어트 스위치도 켜질 때까지 시간이 걸린다는 특징이 있다. 다이어트 스위치를 켜기 위해서는 여덟 세트 이상(2개월 이상) 꾸준히 다이어트법을 실천해야 한다.

다이어트법으로 다이어트 스위치가 비교적 쉽게 켜진다.

내장지방은 비교적 빼기 쉽기 때문에 다이어트 스위치도 잘 켜지는 편이다. 다이어트법을 일단 실천하면 다이어트 스위치가 켜지고 지방간 개선에도 도움이 된다.

살만 안 빠지는 것이 아니다!

지방간을 방치하면
당뇨병의 위험성이 있다

만약 지방간을 방치하면 어떻게 될까? 간염이나 간경변, 간암으로까지 진행할 위험성이 높아질 뿐 아니라, 당뇨병도 지방간과 밀접한 관련이 있어 당뇨병의 상당수가 지방간을 거쳐 발병하는 것으로 알려져 있다. 후생노동성이 2016년에 실시한 조사에 따르면, 일본의 당뇨병 유병자 수는 1,000만 명을 넘어섰고, 당뇨병 예비군까지 포함하면 2,000만 명은 넘을 것으로 추산된다고 한다(대한당뇨병학회가 발표한 '당뇨병 팩트 시트 2022에 따르면, 2020년 기준 국내 당뇨병 인구는 570만 1000명으로, 30세 이상 성인 6명 중 1명[16.7%]이 당뇨병인 것으로 집계됐다. - 편집자 주).

지방간을 방치하면 점차 간 기능이 저하된다. 간은 당을 비롯한 영양소를 대사하는 역할을 담당하는데, 대사기능이 둔해지면 당을 조절할 수 없게 돼 혈당치가 불안정한 상태가 된다. 그럼 만성적으로 혈당치가 높아지고 그 결과 당뇨병으로 발전하게 되는 것이다.

반대로 당뇨병은 지방간의 상태를 악화시킨다. 당뇨병에 걸리면 당연히 혈당이 늘어나고 이 혈당치를 낮추기 위해 췌장에서는 인슐린이 분비된다. 인슐린은 과잉된 당을 간으로 보내고 간은 이를 중성지방으로 바꿔 축적하기 때문에 간 지방이 늘어나는 것이다.

그러다 지방간이 진행되면 중성지방으로 다 축적되지 못한 당이 혈액으로 방출돼 당뇨병이 더 악화된다. 즉, 당은 계속 대사되지 못하고 지방은 계속 늘어나는 무서운 악순환에 빠져 살이 잘 빠지지 않는 체질이 되는 것이다.

지방간을 방치하면 당뇨병의 위험성이 커진다

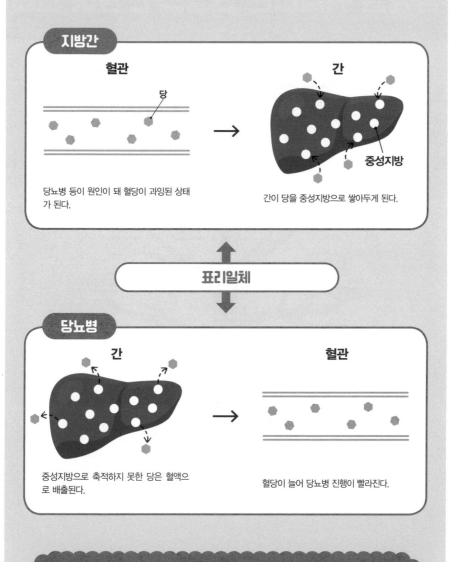

지방간

혈관

당

당뇨병 등이 원인이 돼 혈당이 과잉된 상태가 된다.

간

중성지방

간이 당을 중성지방으로 쌓아두게 된다.

표리일체

당뇨병

간

중성지방으로 축적하지 못한 당은 혈액으로 배출된다.

혈관

혈당이 늘어 당뇨병 진행이 빨라진다.

"지방간을 방치하면 살이 빠지기는커녕
당뇨병의 악순환에 빠진다!"

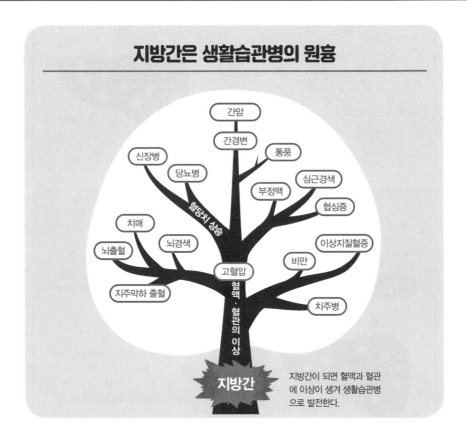

지방간이 되면 혈액과 혈관에 이상이 생겨 생활습관병으로 발전한다.

지방간을 치료하면 거의 모든 생활습관병을 예방할 수 있다. 생활습관병의 대부분이 '혈관병'이라고 할 수 있기 때문이다.

지방간이 되면 간에서 중성지방이 혈액으로 방출돼 혈액이 지방과 콜레스테롤로 걸쭉해진다. 혈관 벽에 중성지방이 쌓이기도 하고, 늘어난 혈당이 혈관을 안쪽에서부터 손상시켜 혈관이 망가진다. 이런 증상이 바로 동맥경화인데, 이 상태가 진행되면 협심증이나 뇌경색 등으로 발전할 수 있다.

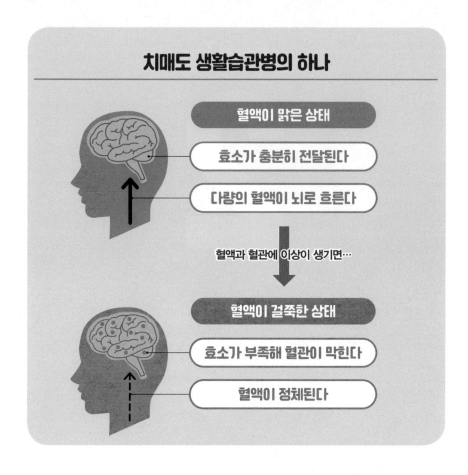

치매도 생활습관병의 하나

혈액이 맑은 상태

효소가 충분히 전달된다

다량의 혈액이 뇌로 흐른다

혈액과 혈관에 이상이 생기면…

혈액이 걸쭉한 상태

효소가 부족해 혈관이 막힌다

혈액이 정체된다

치매도 생활습관병 중 하나라 할 수 있다. 최근 연구에서는 알츠하이머형 치매는 뇌의 혈류가 나빠지면서 신경세포가 파괴돼 발생하는 것으로 밝혀졌다. 뇌세포가 건강하기 위해서는 영양과 산소가 풍부한 신선한 혈액이 필요하다. 그런데 혈액이 걸쭉한 상태에서 펌프 역할을 하는 혈관이 손상돼 딱딱해지면 몸의 가장 위에 있는 뇌까지 충분한 혈액을 운반할 수 없다. 그 결과 뇌에 혈액이 부족해지면 신경세포가 손상돼 치매를 발병시키는 것이다.

이밖에도 당뇨병과 고혈압은 물론 신장병, 통풍, 치주병 등도 혈관과 관련된 생활습관병이다. 그리고 지방간은 혈관병의 원인 중 하나이다. 모두 지방간과 하나로 이어져 있다고 할 수 있다.

PART

2

입안의 상태와 몸은 밀접하게 관련돼 있다.
생각만큼 살이 빠지지 않는다면
이를 제대로 닦지 못하고 있을 가능성이 있다.
살을 빼기 위해 이를 잘 닦는 습관을 들여
입안 환경을 깨끗하게 관리해보자.

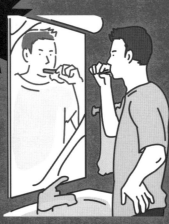

"입안이 청결하지
못 하면 살이 잘 찐다?"

"침이 적으면 치주병에
걸린다고?"

이를 잘 닦아야
살을 뺄 수 있다!

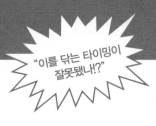

"이를 닦는 타이밍이
잘못됐나!?"

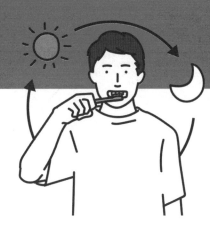

식사나 운동보다 중요하다!

입안이 청결하지 못하면
살을 뺄 수 없다!?

입안 균이 온몸에 나쁜 영향을 미친다

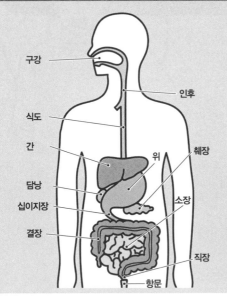

구강
인후
식도
간
위
췌장
담낭
소장
십이지장
결장
직장
항문

입과 소화관은 하나로 이어져 있다. 장까지 가는 유해한 구내세균은 장내세균의 균형을 깨뜨려 온몸에 안 좋은 영향을 준다. 그 결과 대사가 저하돼 살이 빠지지 않는 원인이 된다.

음식은 소화관을 통해 소화, 흡수, 배설된다. 첫 번째 단계가 몸의 입구인 입이다 보니 외부의 이물질에 침식되기 쉬운 부위라 할 수 있다. 따라서 입안을 청결하게 유지해야 건강할 수 있다.

입안에는 몇 백 종의 세균이 몇 천억 마리 살고 있는데, 장내와 마찬가지로 유익균도 있고 유해균도 있다. 최근 연구에서는 입안의 유해균이 음식, 타액과 함께 장까지 내려가 장내 환경에까지 영향을 미치는 것으로 나타났다. 유해균 때문에 장내 세균의 균형이 깨지면 변비에 걸리기 쉽고 몸의 대사기능

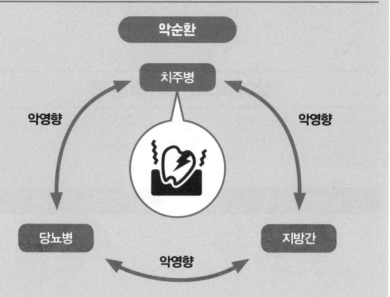

구강 질환 치주병이 살이 빠지지 않는 원인

악순환

치주병

악영향

악영향

당뇨병

악영향

지방간

치주병균 때문에 발생하는 염증성 사이토카인Cytokine이 인슐린의 작용을 방해한다. 그 결과 혈당치가 상승해 간의 중성지방이 늘어 지방간이 악화된다. 즉, 치주병을 치료하지 않으면 인슐린이 정상적으로 기능하지 않아 살이 빠지지 않는다.

이 저하된다. 대사가 나빠지면 지방도 연소되지 않아 살이 잘 빠지지 않는 체질이 된다.

치주병은 지방간 및 당뇨병과 밀접히 관련돼 있다. 지방간과 당뇨병은 악순환 관계에 있고(44쪽 참조), 여기에 치주병을 수반하는 경우도 있다. 치주병 때문에 염증이 생기면 '염증성 사이토카인'이라는 물질이 생긴다. 이 물질이 인슐린의 작용을 방해해 당이 혈액으로 방출되면서 혈당치가 상승한다. 혈당치가 오르면 지방간도 악화되고, 당뇨병에 걸리면 잇몸의 모세혈관이 약해져 치주병도 심해지는 악순환에 빠진다.

살이 빠지지 않는 사람뿐 아니라 지방간이나 당뇨병이 치료해도 좋아지지 않는 사람은 치주병을 의심해 봐야 한다.

살을 빼고 싶다면
먼저 이부터 제대로 닦자!

살이 빠지는, 이 닦는 법

입안에 있는 유해균이 더 늘지 않도록 하기 위해서는 이를 잘 닦아 입안을 청결하게 유지하는 것부터 시작해야 한다. 이에 생긴 치태(세균 덩어리)를 제거하기 위해 바르게 이 닦는 법을 배워보자.

칫솔의 각도

이와 잇몸의 경계에는 칫솔모 끝을 비스듬하게 45도로 기울여 댄다.

칫솔 쥐는 법

연필을 쥐듯 가볍게 잡는다.

앞니와 어금니 바깥쪽

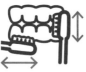

이와 잇몸의 경계를 닦는다. 이의 측면은 칫솔을 세워서 닦으면 잘 닦인다.

앞니 안쪽

칫솔을 세워서 이의 표면과 이와 이 사이의 경계를 닦는다.

어금니 안쪽

가장 안쪽 어금니를 닦을 때는 칫솔 끝 부분을 대고 살살 여러 번 닦는다.

어금니 윗면

칫솔모 끝을 어금니 윗면의 홈 부위에 수직으로 대고 닦는다.

살 빠지는 새로운 상식! 기상 직후와 취침 직전에 이를 닦는다

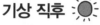

기상 직후

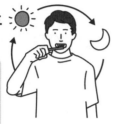

자기 직전

"자는 동안 쌓인 치주병균 등을 닦아내 체내로 들어가는 것을 막는다."

"음식물 찌꺼기를 깨끗이 닦아내 자는 동안 치주병균 등이 늘어나는 것을 막는다."

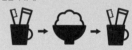

예를 들어 아침에는…

아침에 일어나자마자 이 꼼꼼히 닦기! → 아침식사 하기 → 아침식사 후에는 가볍게 닦기!

이를 너무 자주 닦으면 이가 마모될 수 있으니 아침식사와 저녁식사 후에는 가볍게 닦는다. 그리고 식사 후에 바로 이를 닦으면 이에 부담을 줄 수 있으니 가능한 식후 30분 동안은 이를 닦지 않는 것이 좋다.

살이 찌는 원인이 되는 치주병균은 자는 동안 증식하기 쉬운데, 아침에 이를 닦지 않고 식사를 하면 음식 등과 함께 치주병균이 체내로 들어가게 된다. 살을 빼고 건강을 지키기 위해 기상 직후와 취침 직전에 이를 꼼꼼히 닦는 것이 중요하다.

칫솔과 함께 사용하자

치태는 이와 이 사이, 이와 잇몸 경계에 쌓인다. 칫솔만으로는 깨끗이 닦아내기 어려우니 치간칫솔 등을 함께 사용할 것을 추천한다.

치간칫솔

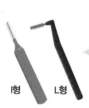

I형

L형

I형은 앞니, L형은 어금니를 닦을 때 사용한다. I형은 살짝 구부리면 어금니에도 사용할 수 있다.

일회용 치실

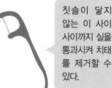

칫솔이 닿지 않는 이 사이사이까지 실을 통과시켜 치태를 제거할 수 있다.

첨단칫솔

머리가 작아 치열이 나쁜 곳이나 어금니 뒤쪽을 닦을 때 편리하다.

효과를 더 높여주는
칫솔과 치약 고르는 법

칫솔 추천

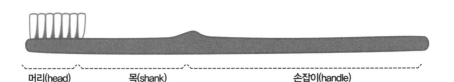

머리(head)   목(shank)   손잡이(handle)

O 머리 부분이 작다
O 칫솔모 끝은 편평형, 중강도
O 손잡이는 직선형

칫솔 교체 시기는 약 한 달에 한 번

머리 뒤쪽에서 봐서 칫솔모 끝이 머리보다 삐져나와 있으면 교체 시기. 한 달이 되지 않았는데 삐져나왔다면 이를 너무 세게 닦는 것이다.

칫솔을 고르는 요령은 세 가지다. 첫 번째는 구석구석까지 닦을 수 있도록 머리 부분이 작고, 두 번째는 강도는 중강도에 칫솔모는 편평형이며, 세 번째는 잡기 쉽도록 손잡이는 직선형인 것을 고른다. 기본적으로 칫솔은 모양이 심플한 것이 닦기 좋다.

치약은 성분을 확인한 다음 목적에 따라 선택한다. 치주병 예방에는 치태 제거가 중요하기 때문에 약용 성분은 별로 필요 없다. 거품이 잘 나고 향과 맛이 강하면 상쾌한 느낌 때문에 대충 닦게 되는 경향이 있으니, 거품이 적고 향과 맛이 약한 것을 골라 소량 짜서 꼼꼼히 치태를 닦아낸다. 이왕이면 충치 예방 효과가 있는 불소 함량이 높은 치약이 좋다. 연마제는 이에 상처를 줄수 있으니 칫솔질 압력에 주의한다.

치약의 주요 성분

기본 성분

연마제	인산수소칼슘, 수산화알루미늄, 이산화규소, 탄산칼슘 등
습윤제	글리세린glycerin, 소비톨sorbitol 등
발포제	로릴황산나트륨 등
향미제	사카린나트륨, 자이리톨, 멘톨, 민트류 등

약용 성분

충치 예방	플루오린화물(불소)
치태 형성 억제	덱스트라나아제dextranase
치태 속 세균 수 억제	클로르헥시딘chlorhexidine류, 트라이클로산triclosan, 세틸피리디늄클로라이드cetyl pyridinium chloride
생물막으로의 침투, 살균	이소프로필메틸페놀isopropyl methylphenol
항염증, 조직 수복 촉진	글리시르레틴산glycyrrhetinic acid 및 그 염류
항염증, 조직 수복 촉진	라이소자임lysozyme
치석 예방	폴리인산나트륨sodium polyphosphate, 피로인산나트륨sodium pyrophosphate, 구연산 아연
지각 과민 완화*	유산 알루미늄aluminium lactate, 질산칼륨potassium nitrate, 염화스트론튬strontium chloride

*정상 치아가 외부 자극에 예민하게 반응하는 증상 – 옮긴이

혀도 꼭 닦아야 한다

입안에는 많은 세균이 서식한다고 했는데, 가장 번식하기 좋은 곳이 바로 혀 위이다. 그 이유는 뭘까?

혀의 표면은 오돌토돌한 돌기구조로 돼 있어 돌기 사이사이로 음식물 찌꺼기가 끼기 쉬운 데다, 표면적까지 넓어 음식물 찌꺼기가 많이 끼게 된다. 음식물 찌꺼기에 타액의 성분, 미생물까지 더해져 혀에 세균이 번식하게 되면 혀 표면이 하얀 이끼 같은 것으로 뒤덮이게 되는데 이것이 바로 '설태'이다. 설태는 혀에서 증식한 세균 등이 쌓여서 생긴다.

설태는 세균 덩어리이다 보니 입 냄새의 원인이 되기도 하는데, 그렇다고 너무 걱정할 필요는 없다. 혀를 잘 닦기만 하면 비교적 쉽게 없앨 수 있기 때문이다. 그래서 혀 닦기를 추천하는 것이다.

혀를 닦을 때의 포인트는 전용 혀 클리너를 사용하는 것이다. 재질이 부드럽고 혀의 표면에 맞게 설계돼 있어 설태를 쉽게 제거할 수 있다. 혀 클리너는 브러시 타입과 스크래퍼 타입 등 다양한 종류가 있으니 사용하기 편한 것을 고르면 된다.

사용법은 매우 간단하다. 혀를 위에서 아래로 손의 힘을 빼고 부드럽게 쓸어내리는데, 혀의 중앙은 10회, 좌우 각각 10회씩 하루 한 번이면 충분하다. 치주병 예방뿐 아니라 입 냄새가 신경 쓰인다면 하루 한 번 꼭 혀를 닦아보자.

혀 닦는 법

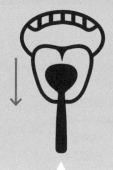

"혀를 위에서 아래로
부드럽게 쓸어내린다"

혀 닦을 때 포인트

· 하루 한 번이면 충분하다.
· 전용 혀 클리너를 사용한다.
· 혀 중앙은 10회, 좌우 각각 10회 정도
  쓰다듬듯 부드럽게 쓸어내린다.

혀를 닦으면 치주병뿐 아니라 입 냄새도 예방할
수 있다. 단, 지나치면 혀에 상처가 생길 수 있으
니 꼭 부드럽게 쓰다듬듯이 하루 한 번만 닦자.

자신에게 맞는 혀 클리너 타입을 고르자!

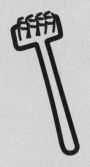

브러시 타입

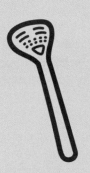

스크래퍼 타입

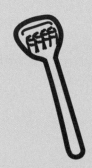

브러시와 스크래퍼가
결합된 타입

※상품에 따라 사용법이 다를 수 있다.

칫솔로 박박 문지르지 말 것!

칫솔로 박박 문지르면 혀 표면에 있는 돌기와 맛을 느끼는 미뢰(맛봉오리, 맛을 감지하는 감각세
포-옮긴이)에 상처가 생길 수 있으니 주의할 것. 미뢰에 상처가 생기면 미각이 둔해진다.

타액이 부족하면 치주병에 걸리기 쉽다

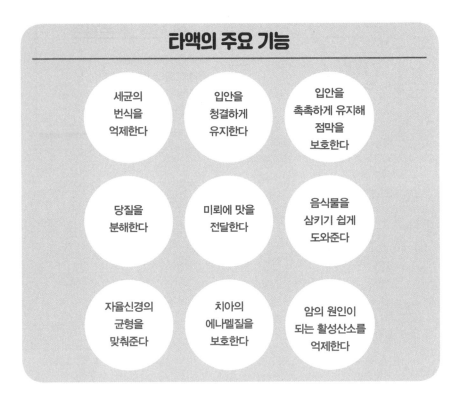

타액은 크게 두 가지로 나뉘며 각각 중요한 기능이 있다. 하나는 항상 분비되는 '안정 시 타액'으로 입안을 촉촉하게 유지해 점막을 보호하고 세균의 번식을 억제한다. 또 하나는 식사 등을 할 때 분비되는 '자극 시 타액'으로, 음식물과 섞여 맛을 느끼거나 삼키기 쉽게 할 뿐 아니라 아밀라아제amylase라는 소화효소가 당질을 분해해 소화 흡수를 돕는다.

이상이 타액의 대표적인 기능인데, 이밖에도 많은 장점을 가지고 있다. 예를 들어 타액 성분 중 하나인 '락토페록시다제lactoperoxidase'라는 효소에는 발암

입이 마르는 '드라이 마우스' 자가진단 체크리스트

하나라도 해당되면 대책을 서두르자!

- □ 입안이 끈적거린다
- □ 입 냄새가 신경 쓰인다
- □ 설태가 많다
- □ 혀가 잘 돌지 않아 발음이 어둔하다
- □ 퍽퍽한 음식이 잘 넘어가지 않는다
- □ 혀가 따끔따끔하다
- □ 목이 칼칼하다
- □ 구내염이 잘 생긴다
- □ 항상 입을 벌리고 입으로 숨을 쉰다
- □ 립스틱이 이에 묻는다

평소 조금만 신경 쓰면 타액을 늘릴 수 있다!

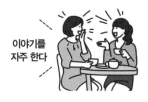

이야기를 자주 한다

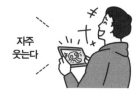

자주 웃는다

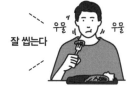

잘 씹는다

우물 우물

성 물질을 만드는 활성산소를 억제하는 작용이 있는 것으로 알려져 있다. 타액의 분비량은 자율신경과도 관련이 있어 타액이 충분히 분비되면 자율신경 안정에도 도움이 된다.

건강한 성인은 하루에 약 1~1.5ℓ의 타액을 분비하는데, 이보다 극단적으로 줄어든 상태를 '드라이 마우스(구강건조증)'라고 한다. 드라이 마우스가 되면 세균이 번식하기 좋은 환경이 돼 충치나 치주병, 입 냄새의 원인이 되기도 한다. 세균이 몸속으로 침입하면 뇌와 몸에 심각한 해를 끼칠 수 있다.

그런데 타액은 의외로 쉽게 늘릴 수 있다. 가장 좋은 방법은 '꼭꼭 씹어 먹는 것'이다. 한 입에 30번, 매 식사 때마다 1500번 씹는 것이 이상적이다. 이야기를 많이 해서 입 주변 근육을 움직이는 것도 침샘을 자극해 타액의 분비를 촉진한다.

입안이 건강해야 몸도 건강하다

치주병과 지방간, 당뇨병의 관계에 대해서는 앞서 설명했는데(50쪽 참조), 입안 환경이 좋지 못 하면 지방간이나 당뇨병뿐 아니라 거의 모든 병의 위험성을 높일 가능성이 있다. 만일 치주병균이나 충치균이 잇몸을 통해 혈관으로 침입해 혈액을 타고 온몸으로 퍼지면… 뇌를 포함한 우리 몸 전체에 나쁜 영향을 미칠 수 있다는 것이다.

치주병은 심장병이나 뇌졸중, 치매 등과 같은 심각한 질병뿐 아니라, 노인들이 걸리기 쉬운 오연성 폐렴(타액이나 음식물 등이 기도로 잘못 넘어가 발생하는 폐렴 - 옮긴이), 여성들의 자궁 내막증이나 조산 등의 위험성이 높아지는 것으로 알려져 있다. 동맥경화도 그 가운데 하나로, 혈관으로 침입한 치주병균이나 충치균이 염증을 일으키면 염증성 사이토카인이 분비되고 그것이 혈관 벽을 두껍게 만들어 동맥경화를 일으키는 경우가 있는 것으로 보고되고 있다.

대표적인 치주병균으로는 '포르피로모나스 진지발리스(Porphyromonas gingivalis, 이하 Pg균)'가 있고, 충치균으로는 '뮤탄스균(Streptococcus mutans)'이 있는데, 두 가지 균 모두 유해균으로 알려져 있다. 과거에는 Pg균과 같은 입속 유해균은 타액과 함께 삼켜도 위산 때문에 사멸되는 것으로 알려져 있었다. 그러나 최근에는 잇몸뿐 아니라 소화관을 통해 침입하는 루트도 존재하는 것으로 밝혀졌다. Pg균을 많이 삼키면 일부는 살아남아 장까지 도달하는 경우가 있는데, 그 유해균이 장내 환경을 망가뜨려 다양한 질병을 일으키는 것으로 보인다.

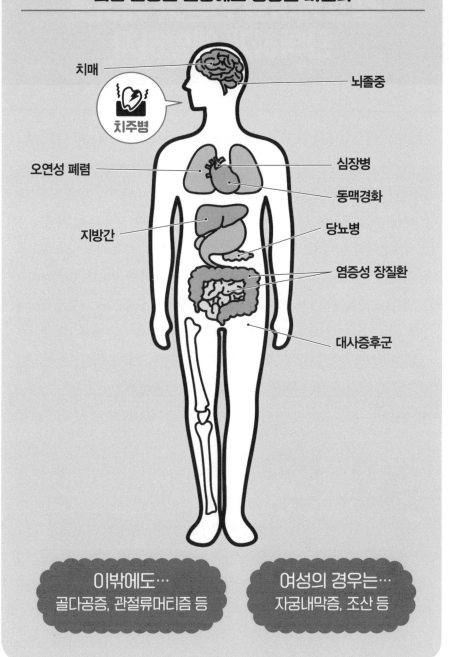

입안 환경은 건강에도 영향을 미친다

치매

뇌졸중

치주병

오연성 폐렴

심장병

동맥경화

지방간

당뇨병

염증성 장질환

대사증후군

이밖에도…
골다공증, 관절류머티즘 등

여성의 경우는…
자궁내막증, 조산 등

둘 다 중요하다!

셀프케어와 전문가 케어로
완벽하게 예방하자

매일 이를 구석구석 잘 닦고 치간 칫솔과 일회용 치실을 열심히 써도 치태를 완전히 제거하는 것은 불가능하다. 이렇게 제거하지 못한 치태는 이 사이사이에 남아 서서히 굳어 치석이 된다.

치석은 치주병균을 비롯한 입안 세균의 온상이 된다. 사실 치석 자체는 별로 해로운 것은 아니지만, 표면이 거칠어 치태가 잘 붙는데, 이를 방치하면 점점 치태가 쌓이고 거기에 세균이 증식해 주변 잇몸에 염증을 일으킨다. 치석은 말 그대로 돌처럼 단단하기 때문에 셀프케어로는 제거하기 어렵다. 심해지기 전에 치과에 가서 스케일링을 받을 것을 추천한다.

치석 제거는 가능하면 정기적으로 하는 게 좋다. 치과에 정기적으로 다니면 구강 상태를 항상 파악할 수 있어 셀프케어도 쉬워진다. 불소 도포로 충치를 예방하는 것도 효과적이다. 전문가 케어를 잘 이용하면 더 잘 예방할 수 있다.

물론 매일 매일의 셀프케어도 절대 게을리 해서는 안 된다. 특히 치주병 예방을 위해서는 필수 조건이다. 충치는 썩은 부위를 긁어내면 그만이지만, 치주병은 평소 꾸준한 케어를 통해 입안 환경을 개선하는 것 외에 방법이 없다. 결국 완벽하게 예방하기 위해서는 셀프케어와 전문가의 케어 모두 필요하다는 것이다. 이 두 가지를 잘 활용하면 치주병의 위험성은 거의 제로에 가까워진다.

두 가지 케어로 치주병을 예방하자!

집에서는 셀프케어

"식후, 기상 직후, 취침 직전에 이를 닦는다"

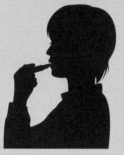

셀프케어의 포인트

- □ 치간칫솔과 일회용 치실을 사용한다.
- □ 혀를 닦는다.
- □ 불소치약을 고른다.
- □ 잘 씹고 잘 웃어 타액을 늘린다.

치과에서는 전문가의 케어

"6개월에 한 번 이상!"

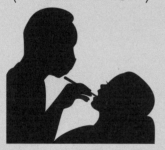

전문가 케어의 포인트

- □ 치석을 제거한다.
- □ 스케일링을 받는다.
- □ 불소 도포를 한다.
- □ 이 닦는 법을 배운다.

두 가지 케어를 습관화하면 치주병의
위험성은 제로에 가까워진다!

PART

3

살을 빼기 위해서 힘들게 굶을 필요가 없다.
평소 식사에 조금만 신경을 쓰면 살 빠지는 식사로 바꿀 수 있다.
방법은 매우 심플하다. 가능한 것부터 시작해 무리하지 말고
꾸준히 해보자.

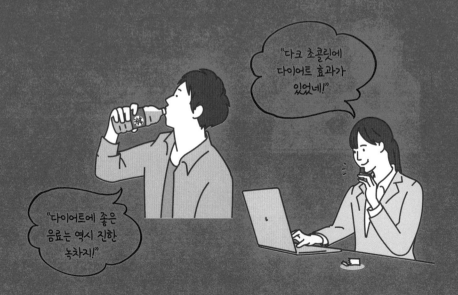

금세 몸이 달라지는!
가장 강력한 살 빠지는 식사법

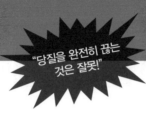

"당질을 완전히 끊는
것은 잘못!"

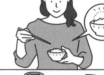

지방간이 개선돼 마른 체질이 된다

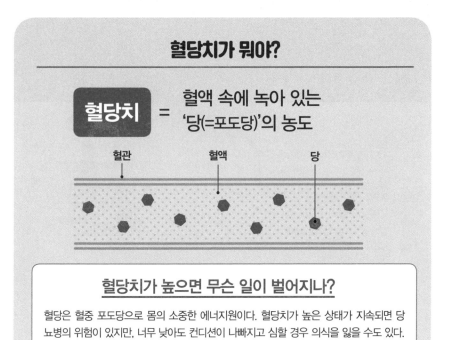

혈당치가 뭐야?

혈당치 = 혈액 속에 녹아 있는 '당(=포도당)'의 농도

혈관   혈액   당

혈당치가 높으면 무슨 일이 벌어지나?

혈당은 혈중 포도당으로 몸의 소중한 에너지원이다. 혈당치가 높은 상태가 지속되면 당뇨병의 위험이 있지만, 너무 낮아도 컨디션이 나빠지고 심할 경우 의식을 잃을 수도 있다.

혈당치란 혈액 속에 녹아 있는 당(=포도당)의 농도를 말한다. 식사를 통해 섭취한 당분은 간에 있는 효소에 의해 포도당으로 전환돼 혈액으로 방출된다. 그 양을 수치로 나타낸 것이 바로 혈당치이다. 평소 공복 혈당치는 70~100mg/*dl* 정도인데, 이 수치가 과도하게 내려가면 저혈당 상태에 빠지고, 심할 경우 몸에 문제를 초래할 수 있다. 혈당치는 기본적으로 당을 섭취하면 상승하는데, 주의가 필요한 것은 혈당치의 급격한 상승이다.

식후 혈당치가 오르면 이를 억제하기 위해 췌장에서 '인슐린'이 분비된다.

혈당치가 오르면 살이 찌는 메커니즘

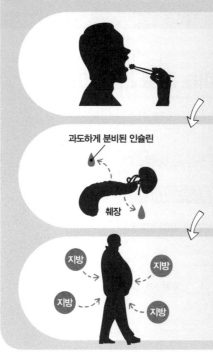

당질을 섭취하면 혈당치가 오른다
공복 상태에서 당질이 많은 음식을 먹으면 식
후에 혈액 내 당의 양이 늘어 혈당치가 갑자
기 상승한다.

과도하게 분비된 인슐린

췌장

**높아진 혈당치를 낮추기 위해
인슐린이 분비된다**
혈당치가 급격히 오르면 이를 내리기 위해 췌장에
서 평소보다 과도한 양의 인슐린이 분비된다.

지방
지방
지방
지방

인슐린에 의해 지방의 합성이 촉진된다
필요 이상으로 분비된 인슐린이 지방의 합성
을 촉진하면 간을 비롯해 우리 몸 여기저기에
지방이 축적된다.

인슐린은 혈당치를 조절하는 호르몬으로, 혈액 내 포도당을 간이나 근육 등
으로 흡수시켜 혈당치를 낮추는 작용을 하는데, 그 과정에서 포도당을 지방
으로 바꿔 간 등으로의 축적을 촉진하는 작용도 한다.

공복 시에 당질이 많은 음식을 먹으면 혈당치가 갑자기 상승해 인슐린이
과도하게 분비된다. 필요 이상으로 분비된 인슐린에 의해 지방의 합성이 빨
라지고, 그 결과 체내에 지방이 축적돼 살이 찌는 원인이 되는 것이다.

식후 혈당치가 급격히 상승하지 않으면 인슐린이 과도하게 분비되는 일도
없다. 즉, 지방간을 개선하고 살을 빼기 위해서는 혈당치가 급격히 상승하지
않도록 하는 것이 중요하다.

살이 찔 거라는 생각은 착각!
다크 초콜릿으로 지방을 줄이자

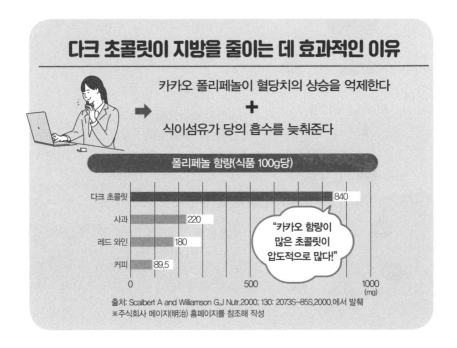

다크 초콜릿이 지방을 줄이는 데 효과적인 이유

카카오 폴리페놀이 혈당치의 상승을 억제한다
+
식이섬유가 당의 흡수를 늦춰준다

폴리페놀 함량(식품 100g당)

식품	함량
다크 초콜릿	840
사과	220
레드 와인	180
커피	89.5

"카카오 함량이 많은 초콜릿이 압도적으로 많다!"

출처: Scalbert A and Williamson G.J Nutr,2000; 130: 2073S~85S,2000.에서 발췌
※주식회사 메이지(明治) 홈페이지를 참조해 작성

초콜릿은 달다 보니 먹으면 살이 찔 것 같지만, 실은 다양한 건강 효과가 있고 다이어트에도 좋은 식품이다.

초콜릿의 지방분에 함유된 스테아르산stearic acid은 체내에 잘 흡수되지 않는 성질이 있어 초콜릿을 먹어도 비만이 될 가능성은 낮은 것으로 알려져 있다. 단, 아무 초콜릿이나 먹어도 된다는 이야기는 아니다. 초콜릿의 효과를 충분히 보기 위해서는 카카오 함량이 70% 이상인 다크 초콜릿을 골라야 한다. 원재료인 카카오의 양이 중요한데, 카카오에 함유된 '카카오 폴리페놀'에 많은 효과와 효능이 숨어 있기 때문이다.

카카오 폴리페놀의 효과 중 하나가 활성산소(산소의 일부가 필요 이상으로 활성화된

지방간 예방과 개선에도 좋은 다크 초콜릿!

지방과 활성산소가 결합하면 간기능은 더 저하된다

활성산소가 늘어나면…

활성산소

지방

활성산소가 간에 있는 지방과 결합하면 더 유해한 과산화지질로 변질된다.

간 기능이 떨어져 지방이 잘 쌓이게 되면서 지방간이 진행된다.

카카오 폴리페놀이 활성산소를 억제한다!

"활성산소란 호흡을 통해 우리 몸에 들어온 산소의 일부가 평소보다 활성화된 상태를 말한다. 활성산소가 과잉돼 간의 지방과 결합하면 간 기능이 저하되는 등 다양한 질병의 원인이 된다. 카카오 폴리페놀에는 이러한 활성산소를 제거하는 항산화 작용이 있다."

것)를 제거하는 것이다. 간에 쌓인 지방과 활성산소가 결합하면 간 기능을 저하시키기 때문에 이를 제거하면 지방간의 예방과 개선에 도움이 된다. 인슐린의 작용을 향상시키는 효과도 있어 혈당치의 급격한 상승을 억제하는 데도 도움이 된다.

카카오는 식이섬유가 풍부한데, 식이섬유는 당이 흡수되는 속도를 늦춰줘 식후 혈당치가 상승하는 것을 억제해준다. 즉, 다크 초콜릿은 폴리페놀과 식이섬유로 혈당치의 상승을 억제시킨다.

"활성산소란 호흡을 통해 우리 몸에 들어온 산소의 일부가 평소보다 활성화된 상태를 말한다. 활성산소가 과잉돼 간의 지방과 결합하면 간 기능이 저하되는 등 다양한 질병의 원인이 된다. 카카오 폴리페놀에는 이러한 활성산소를 제거하는 항산화 작용이 있다."

다크 초콜릿은
하루 세 번 나눠서 먹는다

식전에 5g씩 먹는 것이 효과적

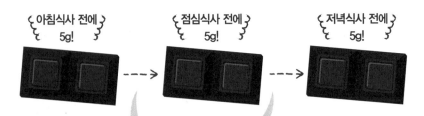

아침식사 전에
5g!

점심식사 전에
5g!

저녁식사 전에
5g!

"더 효과를 보고 싶은 사람은 식사 중간에도 5g!" ⇨ 하루에 총 25g이 효과적!

먹을 때 포인트

다크 초콜릿을
고른다

카카오 폴리페놀이 많은,
카카오 함량
70% 이상인 것.

식이섬유가 풍부한
카카오를 식전에 먹어
당의 흡수를 늦추자.

식이섬유가 풍부한 카카오를
식전에 먹어 당의 흡수를
늦추자.

하루에 3~5번
나눠서 먹는다

한 번에 먹기보다 식전이나
식사 중간에 조금씩 나눠서
먹는 것이 효과적이다.

하루 섭취량은
15~25g

다양한 실험 결과
하루 초콜릿 섭취량은
25g이 이상적이다.

간식으로도
좋다

공복일 때나 스트레스
받았을 때 먹으면
심신 안정 효과가 있다.

한 번에 많이 먹어도 소용없다!? 조금씩 나눠 먹는 것이 효과적인 이유

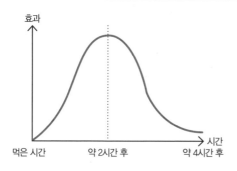

카카오 폴리페놀의 효과 지속 시간

효과

시간

먹은 시간 　 약 2시간 후 　 약 4시간 후

약 2시간 후 효과가 가장 좋고 이후에는 효과가 떨어진다

카카오 폴리페놀은 먹고 나서 약 2시간 후 효과가 가장 크고, 4시간 정도 지나면 효과가 사라진다. 체내에 저장되지 않아 남는 것은 몸 밖으로 배출되기 때문에 한 번에 많이 먹어도 효과는 없다.

> **카카오 폴리페놀은 몸에 저장이 되지 않아 식후 몇 시간 후면 효과가 사라진다**

　다크 초콜릿을 먹을 때는 요령이 필요하다. 다크 초콜릿은 한꺼번에 많이 먹어도 그다지 효과가 없다. 카카오 폴리페놀의 효과는 식후 약 2시간 후가 가장 좋고 약 4시간이 지나면 그 효과는 사라진다. 게다가 장시간 체내에 저장하지 못하기 때문에 조금씩 나눠서 먹는 것이 가장 효과적이다.

　기본은 아침, 점심, 저녁 식사 전에 하루 3번, 양은 한 번에 5g이 적당하다. 혈당치의 상승을 억제하기 위해 반드시 식전에 먹도록 한다. 식사 중간에 섭취하는 것도 좋다. 출출할 때 먹으면 과식하는 것을 막을 수 있다. 심신 안정 효과도 있으니 초조하거나 스트레스를 받을 때도 먹으면 초콜릿의 효과를 최대한 활용할 수 있을 것이다.

다크 초콜릿의 건강 효과

치주병은 지방간이나 당뇨병뿐 아니라 거의 모든 질병을 일으킬 가능성이 있는데(50쪽 참조), 다크 초콜릿은 치주병과 같은 구강질환에도 효과가 있다.

카카오에는 카카오 폴리페놀을 비롯한 몇 가지 폴리페놀이 함유돼 있어 강력한 항산화 작용을 한다. 항산화 작용이란 몸을 산화시키는 활성산소를 억제하는 것을 말한다. 실험용 흰쥐를 이용한 실험에서 카카오 폴리페놀의 항산화 작용으로 활성산소로 인한 잇몸의 산화 및 염증이 억제돼 치주병이 개선됐다는 보고가 있었다. 이 항산화작용은 당뇨병이나 고혈압, 동맥경화 등과 같은 생활습관병의 개선뿐 아니라 치매의 원인이 되는 '뇌의 산화'를 방지하는 데도 효과적이다. 다크 초콜릿을 먹기만 해도 다양한 질병의 예방 및 개선이 기대된다는 것이다.

초콜릿에 함유된 카카오 프로틴은 변비에도 효과가 있다. 카카오 프로틴은 단백질의 일종으로 소장에서 흡수되지 않고 대장까지 가기 때문에 변의 양이 늘고 배변이 좋아진다.

초콜릿을 먹으면 뇌 속 신경전달물질인 '세로토닌serotonin'의 분비가 촉진되는 것으로도 알려져 있다. 세로토닌은 마음을 진정시키는 작용이 있어 '행복 호르몬'이라 불린다. 부족하면 짜증이 나거나 집중력이 떨어진다. 그럴 때 다크 초콜릿을 조금 먹으면 기분 전환도 되니 먹어보길 바란다.

다크 초콜릿의 치주병 개선 효과

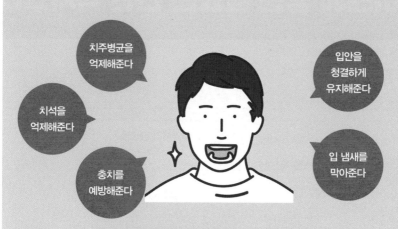

치주병균을
억제해준다

치석을
억제해준다

충치를
예방해준다

입안을
청결하게
유지해준다

입 냄새를
막아준다

활성산소로 인한 잇몸 손상을 막아준다

카카오 폴리페놀의 항산화 작용이 치주병균에 의해 발생한 활성산소의 작용을 억제해준다. 잇몸의 손상을 막아줘 입안 환경을 개선해준다.

카카오 프로틴의 장내 환경 개선 효과

카카오 프로틴은 무엇인가?

단백질의 일종으로 난소화성 물질. 소장에서 흡수되지 않고 그대로 대장까지 가기 때문에 변의 양이 늘어 변비 개선에 좋다. 장내 세균의 먹이도 돼 장내 환경을 개선하는 효과도 있다.

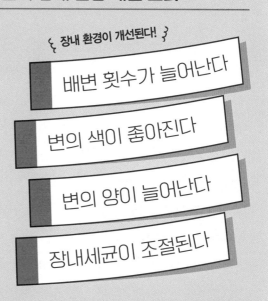

장내 환경이 개선된다!

배변 횟수가 늘어난다

변의 색이 좋아진다

변의 양이 늘어난다

장내세균이 조절된다

다이어트에 좋은 음료는 진한 녹차였다

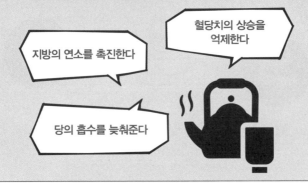

녹차 카테킨의 세 가지 다이어트 효과

- 혈당치의 상승을 억제한다
- 지방의 연소를 촉진한다
- 당의 흡수를 늦춰준다

녹차 카테킨의 지방 연소 & 증가 억제 효과

녹차 카테킨에는 지방 연소 효과가 있어 매일 섭취하면 간이나 근육의 지방 대사가 좋아진다. 당의 흡수를 늦추는 작용도 있어 식후에도 혈당치가 잘 오르지 않아 지방이 잘 쌓이지 않는 체질로 만들어준다.

녹차를 마셨을 때 느껴지는 쓴맛과 떫은맛은 폴리페놀의 일종인 '카테킨'이라는 성분이다. 이 녹차 카테킨에는 다양한 건강 효과가 있는데, 그 가운데 하나가 바로 '다이어트 효과'이다.

녹차 카테킨에는 지방의 연소를 촉진하는 작용이 있다. 최근 연구에서는 고농도의 녹차 카테킨을 지속적으로 섭취하면 간과 근육의 지방 대사가 활발해져 지방의 연소가 촉진되는 것으로 밝혀졌다. 게다가 당의 흡수를 늦춰주는 작용도 있어 식후 혈당치가 급격히 상승하는 것을 억제하는 효과도 있다.

다이어트 효과만이 아니다! 녹차의 놀라운 효과

 충치 예방 녹차 카테킨의 항균 작용은 충치균에도 효과가 있어 충치균이 이에 붙는 것을 막아준다. 냄새 성분과도 결합해 입 냄새 예방에도 좋다.

 동맥경화 예방 녹차 카테킨과 비타민C 등의 항산화 성분이 혈중 콜레스테롤의 증가를 억제하기 때문에 동맥경화 예방 효과도 기대할 수 있다.

 치매 예방 녹차 카테킨의 항산화 작용 및 아미노산의 일종인 테아닌theanine의 심신 안정 효과로 치매를 비롯한 뇌의 노화를 막을 수 있다.

 혈압 상승 억제 녹차에 많은 테아닌의 심신 안정 효과로 부교감신경이 우위가 돼 혈압이 안정된다. 고혈압의 발병을 억제해준다.

그 결과 불필요한 지방이 합성되는 것을 막아, 지방 연소 효과와 함께 비만 방지에 도움이 되는 것이다.

녹차 카테킨에는 항균작용과 항염증 작용도 있다. 녹차로 입안을 가볍게 헹구거나 가글을 하면 치주병이나 독감 등과 같은 감염증도 예방할 수 있고 입 냄새를 방지하는 효과도 있다.

녹차에는 녹차 카테킨 외에도 비타민C와 베타카로틴(β-Carotene) 등과 같은 항산화 비타민이 풍부한데, 이들 성분의 강력한 항산화 작용으로 동맥경화 및 치매 예방 효과도 기대할 수 있다. 녹차에 함유된 아미노산의 일종인 테아닌은 뇌의 알파(α)파를 증가시키는 등 심신 안정 효과가 있는 것으로 알려져 있다. 이처럼 녹차에는 다양한 건강 효과가 있다. 시판 중인 녹차 음료를 고를 때는 건강 성분이 많이 함유된 진한 녹차를 고르는 것이 좋다.

지방을 태우는 녹차 마시는 법

녹차 하루 권장량은 페트병 한 병, 약 500㎖!

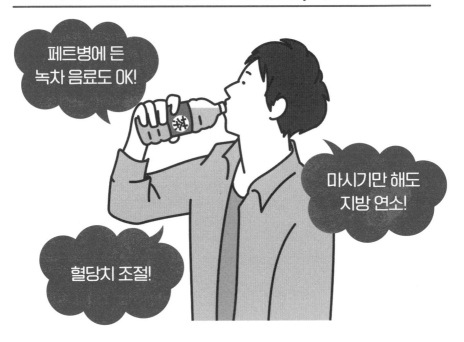

페트병에 든
녹차 음료도 OK!

마시기만 해도
지방 연소!

혈당치 조절!

마실 때 포인트

**식전에 100㎖를
마신다**

식후 혈당치의 급격한
상승을 억제할 수 있다.

**진한 녹차를
고른다**

브랜드보다 건강 성분이
많은 진한 녹차를 고른다.

**하루 종일
수시로 마신다**

다이어트 성분은 몇 시
간 내에 배출되기 때문
에 수시로 마신다.

차를 우려 찻잎까지 먹는다!

1 찻잎을 우린다

다관에 찻잎을 넣고 우려서 마시는 것이 가장 좋다. 뜨거운 물을 붓고 1~2분 우려낸다.

2 찻잎을 먹는다

우려내고 남은 찻잎은 식초 등으로 무쳐 하루 한 번 3g 정도 나물 먹듯 먹는다.

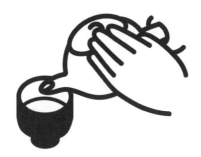

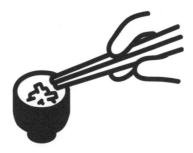

다이어트 성분의 흡수율

다관으로 우려낸 녹차를
마신 경우

약**30**%

<

다관으로 우려낸 녹차를
마시고 찻잎도 먹은 경우

약**70**%

녹차의 다이어트 성분은 찻잎까지 먹으면
더 많이 섭취할 수 있다!

면역력이 올라간다고!?

온도에 따라 달라지는 녹차 효과

녹차 카테킨에는 면역력 향상에 도움이 되는, '에피갈로카테킨(EGC)'과 '에피갈로카테킨 갈레이트(EGCG)'라는 두 가지 성분이 함유돼 있다.

에피갈로카테킨은 면역세포인 대식세포(세포 찌꺼기, 이물질, 미생물, 암세포 등을 집어삼켜서 분해하는 식세포작용을 하는 백혈구의 일종 - 옮긴이)를 활성화시키는 작용이 매우 강해 점막 면역체계의 작용을 돕기 때문에 병원성 대장균 O-157 및 무좀의 원인균 등에도 효과가 있다고 한다.

한편 에피갈로카테킨 갈레이트는 항산화 작용이 강력한 것이 특징이다. 그 효과는 비타민C의 몇 십 배에 달하는 것으로 알려져 있어 면역력을 높이고 노화를 방지하는 효과도 기대할 수 있다. 또한 히스타민histamine의 방출을 억제하는 작용도 있어 꽃가루 알레르기 등과 같은 알레르기 증상에도 효과적이다. 항바이러스 작용도 강해 고농도의 녹차로 양치질을 하면 감기와 독감 예방에도 도움이 된다.

단, 이 두 가지 성분은 온도에 따라 추출이 잘 되기도 하고 그렇지 않기도 하니 알아두면 좋다. 에피갈로카테킨은 낮은 온도에서 우려야 효과가 좋기 때문에 얼음물로 우린다. 이렇게 우리면 쓴맛이 억제돼 마시기 좋다는 장점도 있다. 반대로 에피갈로카테킨 갈레이트는 20도 이하에서는 추출이 잘 되지 않는 특징이 있으니 따뜻한 물로 우린다. 온도는 70~80도가 적당하다. 끓는 물로 우리면 성분이 변질되니 주의하자. 두 성분 모두 천천히 우려내는 것이 포인트이다.

우리는 온도에 따라 추출 성분이 달라진다

'에피갈로카테킨'의 효과를 볼 수 있다

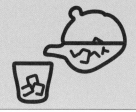

▼장점

| 면역세포인 대식세포를 활성화 | O-157 및 무좀의 원인균 등을 억제 |

우릴 때 포인트

다관에 찻잎을 넣고 얼음물을 부은 다음 10분 이상에 걸쳐 추출한다

※에피갈로카테킨은 온도가 낮을 때 효과를 볼 수 있다.

'에피갈로카테킨 갈레이트'의 효과를 볼 수 있다

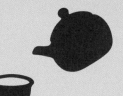

▼장점

| 꽃가루 알레르기 등과 같은 알레르기 증상을 완화해준다 | 항산화 작용으로 면역력을 높이고 노화도 방지해준다 |

우릴 때 포인트

다관에 찻잎을 넣고 70~80도의 뜨거운 물을 붓고 5분 정도에 걸쳐 추출한다

※끓는 물로 우리면 에피갈로카테킨 갈레이트 성분이 변질된다.

살을 빼고 싶다면
칼로리 계산은 하지 말자

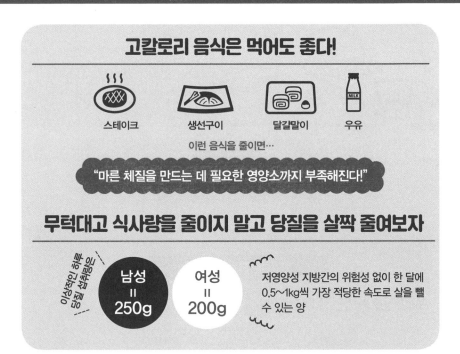

고칼로리 음식은 먹어도 좋다!

스테이크   생선구이   달걀말이   우유

이런 음식을 줄이면…

"마른 체질을 만드는 데 필요한 영양소까지 부족해진다!"

무턱대고 식사량을 줄이지 말고 당질을 살짝 줄여보자

이상적인 하루
당질 섭취량은

남성
=
250g

여성
=
200g

저영양성 지방간의 위험성 없이 한 달에
0.5~1kg씩 가장 적당한 속도로 살을 뺄
수 있는 양

다이어트를 할 때 칼로리 계산을 하기 마련인데, 살을 빼기 위해 무턱대고 칼로리를 줄이는 것은 의미가 없다. 칼로리가 높은 식품은 주로 고기, 생선, 달걀, 우유 등 단백질과 지질이다. 이들 식품은 모두 우리 몸에 필요한 영양소를 풍부하게 함유하고 있다. 그런데 이런 식품의 섭취를 극단적으로 줄이면 몸을 만드는 데 필요한 영양소까지 부족해지는 등 역효과가 난다. 오히려 살이 더 찔 우려마저 있다. 다이어트를 할 때 칼로리를 계산하는 것이 얼마나 무의미한지는 고칼로리식을 먹고 난 후와 고당질식을 먹고 난 후의 혈당치를

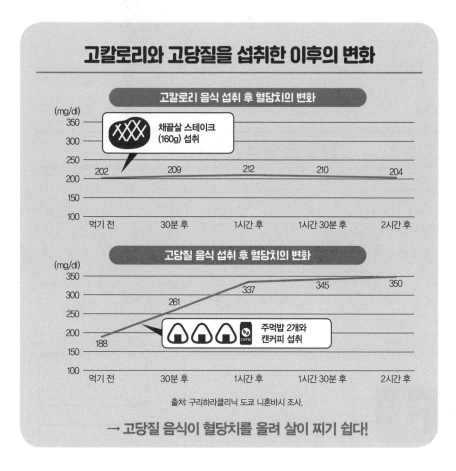

고칼로리와 고당질을 섭취한 이후의 변화

고칼로리 음식 섭취 후 혈당치의 변화

(mg/dl)

채끝살 스테이크 (160g) 섭취

	먹기 전	30분 후	1시간 후	1시간 30분 후	2시간 후
	202	209	212	210	204

고당질 음식 섭취 후 혈당치의 변화

(mg/dl)

주먹밥 2개와 캔커피 섭취

	먹기 전	30분 후	1시간 후	1시간 30분 후	2시간 후
	188	261	337	345	350

출차: 구리하라클리닉 도쿄 니혼바시 조사.

→ 고당질 음식이 혈당치를 올려 살이 찌기 쉽다!

비교해 보면 분명해진다. 고칼리식을 먹으면 식후에 살이 찌는 원인인 혈당의 수치에 거의 변화가 없는 데 반해, 고당질식을 먹으면 급격히 상승한다. 주의해야 할 점은 당질의 과잉 섭취다. 즉, 살이 찌는 것과 칼로리는 관계가 없다. 살이 잘 찌지 않는 체질을 만들기 위해서는 단백질, 지질, 당질을 균형 있게 섭취하는 것이 중요하다. 이상적인 하루 당질 섭취량은 남성은 250g, 여성은 200g 정도이다. 개인차는 있지만, 당질을 이 정도로만 억제하면 한 달에 0.5~1kg 정도씩 살을 뺄 수 있다. 이보다 더 당질의 양을 줄여 한 달에 3kg 이상 살을 빼면 우리 몸이 '영양이 부족해!'라고 인식해 본능적으로 식욕을 참지 못 하고 결국 요요현상이 나타나게 된다. 평소 균형 잡힌 식사를 하면 무리 없이 살을 뺄 수 있다.

당질을 살짝만 줄이면
금세 살이 빠진다

당질을 살짝만 줄인다고?

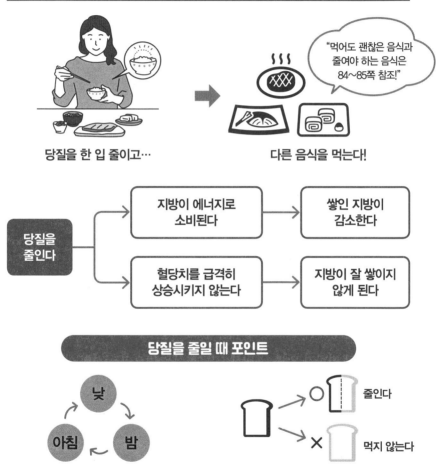

당질을 한 입 줄이고…

"먹어도 괜찮은 음식과 줄여야 하는 음식은 84~85쪽 참조!"

다른 음식을 먹는다!

당질을 줄인다

지방이 에너지로 소비된다 → 쌓인 지방이 감소한다

혈당치를 급격히 상승시키지 않는다 → 지방이 잘 쌓이지 않게 된다

당질을 줄일 때 포인트

낮

아침   밤

줄인다

먹지 않는다

세 끼를 꼭 챙겨 먹는다

규칙적으로 하루 세 끼를 챙겨 먹어 한 번에 먹는 식사량을 줄이면 혈당치가 급격히 상승하는 것을 막을 수 있다.

당질을 끊지 않는다

당질을 전혀 섭취하지 않으면 '저영양성 지방간'이 될 우려가 있다. 밥을 한 숟가락이나 두 숟가락 정도 줄이면 충분하다.

식사 시간대도 신경 쓰면 효과 업!

지방 축적에 관여하는 단백질 BMAL1의 지방조직 내 양(상대치)

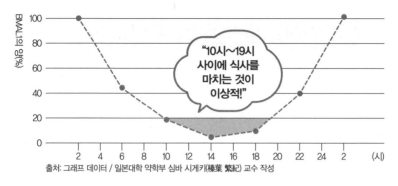

출처: 그래프 데이터 / 일본대학 약학부 심바 시게키(榛葉 繁紀) 교수 작성

식사 시간에 따라 살찌는 정도가 다르다!?

BMAL1은 지방의 합성을 촉진해 몸에 쌓아두는 작용을 하는 단백질이다. 시간대에 따라 분비량이 다른데, 해가 떠 있는 동안은 양이 적고 밤 22시에서 새벽 2시 사이에 가장 많이 분비된다. 따라서 밤늦게 하는 식사는 살찌는 원인이 된다.

내장지방을 줄여 살을 빼기 위해서는 중성지방의 재료이기도 한 당질의 섭취량을 줄이는 것이 가장 좋다. 식후 혈당치의 상승을 억제해 인슐린의 분비를 줄이면 지방이 잘 쌓이지 않기 때문이다. 그렇다고 당질을 아예 끊으면 우리 몸이 부족한 에너지를 보충하기 위해 지방을 쌓아두려고 한다.

'당질을 살짝만 줄인다'는 것은 당질을 한 입만 덜 먹는다는 이야기이다. 줄인 양 만큼 당질 이외의 음식으로 보충한다. 그리고 하루 세 끼를 규칙적으로 먹는 것도 중요하다. 예를 들어 아침식사를 거르면 공복상태에서 당의 흡수가 빨라져 점심식사 때 혈당치가 갑자기 상승한다. 밤늦게 먹는 것도 좋지 않다. 지방의 합성에 관여하는 'BMAL1'이라는 단백질은 22시부터 새벽 2시 사이에 가장 많이 분비된다. 이 시간대에 먹으면 지방이 쉽게 쌓인다. 따라서 저녁식사는 19시까지 끝내는 것이 이상적이다.

당질을 살짝 줄이기 위해 적극적으로 먹어야 할 것과 줄여야 할 것

줄여야 할 것

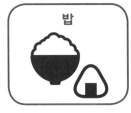
밥

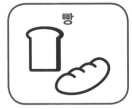
빵

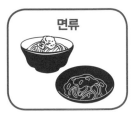
면류

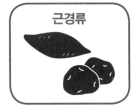
근경류

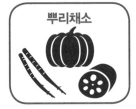
뿌리채소

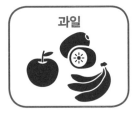
과일

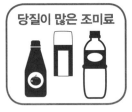
당질이 많은 조미료

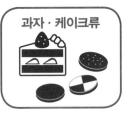
과자 · 케이크류

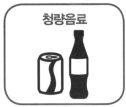
청량음료

등

주식은 끊지 말고 평소보다 10~20% 줄이자

밥이나 빵, 면류 등 주식은 평소 먹는 양에서 10~20% 줄이면 된다. 밥은 현미밥이나 잡곡밥으로 먹고 빵은 통밀을 통째로 간 전립분으로 만든 것이 식이섬유가 많아 추천한다. 과일에는 살이 찌는 원인이 되는 '과당'이 함유돼 있어 가능한 피한다.

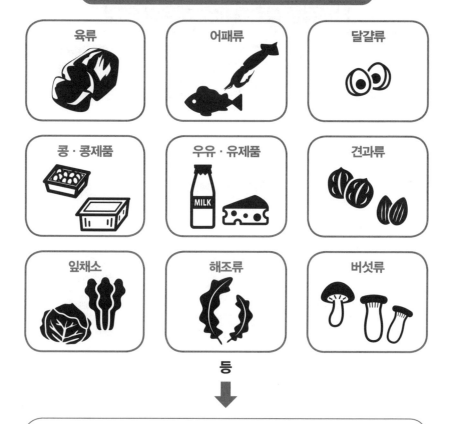

적극적으로 먹어야 할 것

육류	어패류	달걀류
콩 · 콩제품	우유 · 유제품	견과류
잎채소	해조류	버섯류

등

당질을 줄인 만큼 이상의 식품들로 보충하자

당질을 줄인 만큼 다른 식품으로 보충한다. 먼저 육류와 생선 등 단백질이 풍부한 식품은 지방을 연소시키는 근육을 만들기 위해 적극적으로 섭취하자. 식이섬유가 풍부한 잎채소와 해조류 등은 혈당치의 상승을 늦추기 위해서 반드시 먹어야 한다.

← 당질을 살짝 줄일 때 알아두면 좋은 식품의 상세한 영양소에 대해서는 121~127쪽에서 소개한다.

굶는 다이어트는 위험하다!
당질 대신 단백질을 섭취하자

단백질을 섭취해 마른 체질이 되자!

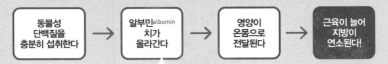

| 동물성 단백질을 충분히 섭취한다 | → | 알부민 albumin 치가 올라간다 | → | 영양이 온몸으로 전달된다 | → | 근육이 늘어 지방이 연소된다! |

알부민이란?
혈액 속에 존재하는 단백질로, 다양한 물질과 결합해 영양소를 우리 몸 곳곳으로 운반하는 것이 주된 역할이다.

알부민치와 몸 상태의 관계

알부민치 (g/dℓ)	몸의 증상	알부민치(g/dℓ)	몸의 증상
~3.6	몸의 기능이 쇠약하다	~4.7	머리카락이 건강해진다
~4.1	신종 영양실조	~4.8	손톱이 깨끗해진다
~4.4	근육이 늘기 시작한다	~5.0	표정에 생기가 돈다
~4.6	피부에 윤기가 흐른다	5.0~	이상적

당질을 줄인 만큼 적극적으로 섭취해야 하는 것이 바로 단백질인데, 그중에서도 육류나 달걀, 생선과 같은 동물성 단백질이다. 그 이유는 동물성 단백질을 충분히 섭취하면 혈중 단백질 '알부민'이 늘어나기 때문이다.

알부민은 간에서 생성되는 단백질 가운데 하나로, 혈액 속에서 다양한 물질과 결합해 각각의 목적 부위로 운반하는 작용을 한다. 알부민이 충분하면 근육량이 늘어 기초대사도 높아질 뿐 아니라 피부와 머릿결도 좋아진다. 반대로 부족하면 면역력이 저하되거나 근육량이 줄고 뼈도 약해진다. 후생노동

86

효과적인 단백질 섭취법

체중과 같은 그램 수를 먹는다

하루 단백질 섭취량 = 체중과 같은 그램 수. 체중이 69kg인 사람은 하루 60g이 적당하다.

육류는 소고기, 돼지고기, 닭고기 다 좋다

육류는 가장 효과적으로 알부민치를 올려주는 식품이다. 소고기는 살코기, 돼지고기는 안심, 닭고기는 가슴살이나 안심살을 추천한다.

고등어 통조림이나 콩 통조림을 이용한다

통조림을 이용하는 것도 좋다. 고등어 통조림은 중성지방을 줄여주는 효과가 있다. 콩 통조림은 식물성 단백질이 풍부하다.

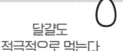
달걀도 적극적으로 먹는다

달걀도 알부민치를 올리는 데 효과적이니 하루에 두세 개 먹을 것을 추천한다. 영양의 균형도 이상적인 식품이다.

성이 정한 알부민 기준치는 3.8~5.3g/dl인데, 건강에 꼭 필요한 것이기 때문에 약간 높은 4.5g/dl를 목표로 하는 것이 좋다.

알부민치를 올리려면 동물성 단백질 중에서도 육류가 가장 효과적이고 그 다음은 달걀이다. 콜레스테롤 수치를 걱정하는 사람도 있을 텐데, 달걀은 실은 콜레스테롤 수치 상승과는 무관하다. 하루에 두세 개씩 먹어도 괜찮다. 하루 단백질 섭취량은 체중과 같은 그램 수로, 예를 들어 체중이 60kg인 사람은 60g이 적당하다.

참고로 치주병 등의 염증이 있으면 알부민치는 떨어진다. 구강 관리를 소홀히 하면 단백질을 섭취해도 효과를 기대하기 어려우니 주의해야 한다.

먹는 순서만 바꾸면 다이어트식이 된다

식사는 '먹는 순서'가 중요하다. 같은 메뉴라도 먹는 순서에 따라 다이어트 식이 되기도 하고 살이 찌기도 한다. 예를 들어 공복일 때는 밥 등 탄수화물 부터 먹기 쉬운데, 밥부터 먹으면 갑자기 혈당치가 올라 과잉 분비된 인슐린 의 작용으로 순식간에 지방이 합성된다. 그럼 무엇부터 먹으면 다이어트식이 될까?

가장 좋은 것은 육류와 달걀, 생선 등 단백질이 많은 식품부터 먹기 시작하 는 것이다. 당뇨병이 있는 경우 당의 흡수를 방해하는 식이섬유부터 먹을 것 을 권하기도 하는데, 그럼 배가 불러 단백질을 충분히 섭취하기 어려워질 수 있다. 단백질은 근육을 유지하는 데 필요한 영양소이다. 부족해지면 근육량 이 줄어 지방이 잘 연소되지 않는다. 필요량을 확실하게 섭취하기 위해 처음 에 먹는 것이 이상적이다. 포만감도 있어 당 섭취량을 억제할 수도 있다.

다음으로 식이섬유가 풍부한 채소나 해조류, 버섯 등을 먹는다. 단백질에 이어서 식이섬유를 섭취하면 당의 흡수가 늦춰진다. 마지막으로 밥과 빵, 면 류 등 당질을 먹는데, 그 전에 된장국이나 수프를 먹으면 수분으로 배가 채워 져 당질의 과잉 섭취를 막을 수 있어 좋다. 단, 당질을 전혀 섭취하지 않는 것 은 좋지 않다. 몸의 에너지원이기 때문에 적은 양이라도 반드시 먹어야 한다.

살 빠지는 식사 순서!

1 **단백질**

근육을 만드는 영양소이기 때문에 제일 먼저 먹어 확실하게 섭취한다. 포만감이 생겨 당의 흡수도 늦춰준다.

육류 생선 달걀 두부 등

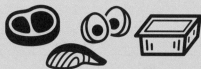

↓

2 **식이섬유**

식이섬유는 당의 흡수를 방해하기 때문에 당질을 섭취하기 전에 먹으면 혈당치가 잘 오르지 않는다.

채소 해조류 버섯 등

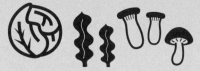

↓

3 **수분**

당질을 섭취하기 전 된장국이나 스프 등 수분으로 배를 채우면 당질의 과잉 섭취를 방지할 수 있다.

된장국 수프 등

↓

4 **당질**

마지막에 주식인 당질을 섭취하면 당질이 과도한 식사를 방지해 혈당치의 상승을 억제할 수 있다.

밥 빵 감자 샐러드 등

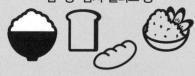

단백질이 많은 식품부터 먹으면 좋은 점

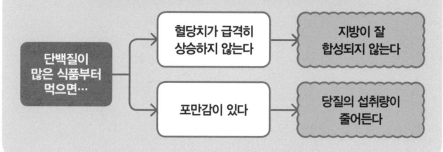

단백질이 많은 식품부터 먹으면…

- 혈당치가 급격히 상승하지 않는다 → 지방이 잘 합성되지 않는다
- 포만감이 있다 → 당질의 섭취량이 줄어든다

빨리 먹으면 찐다!
천천히 먹으면 빨리 빠진다

빨리 먹으면 나쁜 점 3가지

1 비만의 원인이 된다
뇌에 포만감이 전달되기 전에 과식하게 된다.

2 지방간의 원인이 된다
당질이 바로 지방으로 합성돼 간에 축적된다.

3 당뇨병의 원인이 된다
인슐린의 과잉 분비가 췌장에 부담을 주어 당뇨병으로 발전할 수 있다.

"빨리 먹게 되고 당질이 많은
음식은 바로 이것!"

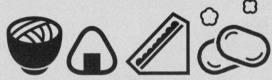

면류 주먹밥 샌드위치 크로켓 등

천천히 먹는 것도 살 빠지는 식사법 중 하나이다. 심플하지만 매우 효과적이다.

잘 씹지 않고 빨리 먹으면 단시간에 많은 당질이 위장으로 내려가 혈당치가 갑자기 상승하게 된다. 지금까지 설명했듯이 급격한 혈당치의 상승은 살이 찌는 원인이 되고 지방간도 유발할 수 있다. 게다가 인슐린의 대량 분비가 췌장에 부담을 주어 당뇨병이 발병할 위험성까지 높인다.

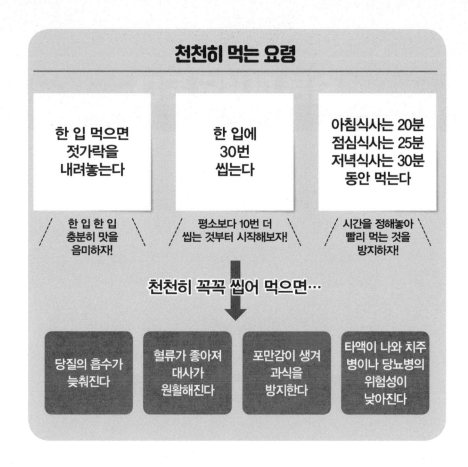

천천히 먹는 요령

| 한 입 먹으면 젓가락을 내려놓는다 | 한 입에 30번 씹는다 | 아침식사는 20분 점심식사는 25분 저녁식사는 30분 동안 먹는다 |

한 입 한 입 충분히 맛을 음미하자!

평소보다 10번 더 씹는 것부터 시작해보자!

시간을 정해놓아 빨리 먹는 것을 방지하자!

천천히 꼭꼭 씹어 먹으면…

| 당질의 흡수가 늦춰진다 | 혈류가 좋아져 대사가 원활해진다 | 포만감이 생겨 과식을 방지한다 | 타액이 나와 치주병이나 당뇨병의 위험성이 낮아진다 |

이에 반해 꼭꼭 씹어서 천천히 먹으면 혈당치의 상승도 늦춰주고 지방의 합성도 억제할 수 있다. 시간을 들여 먹으면 포만감을 느낄 수 있어 과식도 방지하게 된다. 잘 씹어 먹으면 혈류가 좋아져 대사가 원활해지고, 지방 연소가 활발해지며 타액이 많이 나와 치주병을 예방하는 효과도 있다.

천천히 먹으면 이렇게 장점이 많은데, 바쁜 일상 때문인지 빨리 먹는 습관이 들어버린 사람들이 많다. 그런 사람들은 다음의 몇 가지를 생활화해보자. 먼저 아침식사는 20분, 점심식사는 25분, 저녁식사는 30분으로 식사 시간을 정해둔다. 한 입에 30번씩 씹는다. 한 입 먹으면 반드시 젓가락을 내려놓고 천천히 맛을 음미한다. 이것만 지키면 서서히 천천히 먹는 식습관이 들 것이다.

마시면 살 못 뺀다는 말은 거짓말!

술은 마셔도 된다

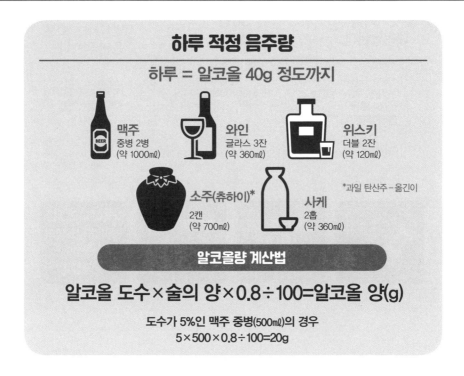

하루 적정 음주량

하루 = 알코올 40g 정도까지

맥주
중병 2병
(약 1000㎖)

와인
글라스 3잔
(약 360㎖)

위스키
더블 2잔
(약 120㎖)

소주(츄하이)*
2캔
(약 700㎖)

사케
2홉
(약 360㎖)

*과일 탄산주 – 옮긴이

알코올량 계산법

알코올 도수×술의 양×0.8÷100=알코올 양(g)

도수가 5%인 맥주 중병(500㎖)의 경우
5×500×0.8÷100=20g

과도한 알코올 섭취는 간에 부담을 주어 몸에 독이 되지만, 적당하면 살도 찌지 않을 뿐 아니라 술의 좋은 효과도 기대할 수 있다.

적정 음주량은 사케는 하루 2홉, 맥주는 중병 2병, 와인은 글라스로 3잔이다. 순수 알코올량 기준 40g까지이다. 실제로 매일 술을 20~40g 마시는 사람과 그 이상 또는 그 이하로 마시는 사람을 비교해 봤더니, 간의 상태를 나타내는 ALT, 공복 시 혈당치, 중성지방 수치 모두 전자가 좋은 것으로 나타났다. 그 이유는 간이 알코올을 분해할 때 간에 있는 당을 소비하기 때문이다. 간에 저장된 당이 줄면 혈당치와 중성지방 수치가 떨어져 비만과 지방간 개

92

살이 잘 찌지 않는 술을 고르자

살이 잘 찌지 않는 술

증류주나 와인 등 당질이 적은 술을 고르자.

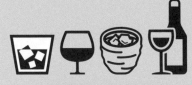

위스키 브랜디* 소주 와인 등

자제해야 하는 술

매실주나 과실주는 특히 당질이 많으니 주의하자.

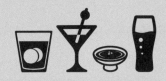

매실주 칵테일 사케 맥주 등

*과실주를 증류한 알코올 농도가(40~50% 정도) 강한 술의 총칭 - 옮긴이

적게 마시고 취하는 법

뜨거운 술
온도가 높은 술이 몸에 흡수가 잘 돼 취기가 빨리 돈다.

탄산
탄산이 혈관을 넓혀 혈행이 좋아지면 알코올이 빨리 뇌에 도달한다.

선 효과도 있는 것이다.

단, 술에도 당질이 있어 가능한 당질이 적은 술을 고르는 것이 중요하다. 가장 좋은 것은 당질이 전혀 없는, 소주나 위스키, 브랜드와 같은 '증류주'이다. 칵테일이나 사와(증류주에 감귤류 등 산미가 있는 주스와 단맛을 내기 위한 설탕 등을 가미한 칵테일의 일종 - 옮긴이)는 과즙과 리큐어(알코올에 설탕과 식물성 향료 따위를 섞어 만든 혼성주의 일종 - 옮긴이)를 섞기 때문에 당질이 많으니 주의가 필요하다. 맥주, 와인, 사케 등 '양조주'에는 당질이 있지만 와인은 적어 추천한다.

주량이 늘까 걱정인 사람들은 소량으로 효과를 보는 방법도 있다. 예를 들어 술을 데우면 흡수가 빨라져 빨리 취하고, 혈행을 좋게 하는 작용이 있는 탄산을 섞으면 취기가 빨리 돈다.

몸에 부담 주지 않고 술 마시는 법

술의 종류뿐 아니라 마시는 시간대나 함께 먹는 안주 등에도 신경을 쓰면 더 건강하게 음주를 즐길 수 있다.

먼저 밤에 술을 마시는 날은 아침식사와 점심식사를 꼭 챙겨 먹는다. 칼로리를 조절하기 위해 식사를 거르면 다이어트에는 역효과이다. 공복 상태에서 갑자기 술이나 안주가 들어가면 당질 흡수가 빨라져 혈당치가 갑자기 오른다. 게다가 공복감에 안주를 많이 먹게 될 수도 있다. 밤늦게까지 마시고 먹은 다음 날 아침에는 식욕을 잃어 또 아침식사를 거르게 된다. 이런 악순환을 피하기 위해서라도 음주 전에는 꼭 식사를 챙겨 먹는 것이 중요하다. 그렇게 하지 못 할 때는 우유 한 잔이라도 마셔 속을 채워두는 것이 좋다.

마시는 시간대도 중요하다. 특히 집에서 마시면 밤늦게까지 마시기 쉬운데, 22시부터 새벽 2시 사이는 지방의 합성을 촉진하는 BMAL1(83쪽 참조)의 분비량이 늘어나는 시간대이다. 이 시간대에도 계속 마시면 내장지방이 계속 쌓이게 된다. 이상적인 것은 22시까지 소화를 마치는 것이다. 역산해서 이른 시간부터 마시기 시작하자.

안주는 식사와 마찬가지로 단백질부터 먹기 시작한다(88쪽 참조). 단백질은 알코올 대사에 꼭 필요한 영양소이니 음주를 할 때는 많이 먹는 것이 비결이다. 당질은 술과 함께 섭취하면 흡수가 잘 돼 혈당치가 급격히 상승하니 가능한 피하는 게 좋다.

술을 마시는 날은 아침과 점심을 거르지 말자

몸에 부담을 주는 사이클

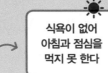

밤늦게 마시고 안주를 과식한다 → 식욕이 없어 아침과 점심을 먹지 못 한다

배가 고프다

아침과 점심을 거르고 마시면 오히려 살이 잘 찐다

공복 상태에서 음주를 시작하면 당의 흡수가 빨라져 혈당치가 급상승한다. 안주까지 많이 먹게 돼 살찔 수 있다.

"우유 한 잔이라도 좋으니 뭐든 먹자!"

추천 안주는 바로 이것!

\ 당질은 피하고 단백질은 취한다! /

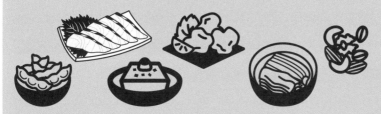

에다마메* / 회 / 일본식 냉두부 / 치킨 가라아게 / 김치 · 일본식 채소절임 / 견과류 등

* 풋콩 또는 이를 콩깍지째 삶은 것 – 편집자 주

마시는 시간대에도 신경 쓰자!

'BMAL1'(83쪽 참조)의 분비가 늘어나는 시간은 22시 이후이다. 지방이 더 이상 늘어나지 않게 하려면 적어도 22시까지는 술자리를 마무리해야 한다. 이상적인 것은 22시 전에 소화가 끝나도록 19~20시 전까지 마시는 것이다. 이렇게 해야 몸에 부담이 덜해 다음날 아침에도 영향을 주지 않는다.

과일은 다이어트의 적

살을 빼기 위해 먹었다면 역효과!

비타민과 미네랄이 풍부한 과일은 몸에 무조건 좋을 것 같지만, 과일에는 '과당'이라 불리는 당분이 많이 함유돼 있다. 이 과당은 당질 중에서도 특히 몸에 흡수가 잘 돼 먹으면 즉각적으로 지방이 느는 당질이다.

당질은 구조상 분자 수에 따라 단당류와 소당류, 다당류로 분류된다. 몸에 흡수되는 것은 최소 단위인 단당까지 분해된 이후이기 때문에, 분자 수가 많은 다당류의 흡수 속도가 가장 느리고 그 다음이 소당류, 애초에 최소 단위인 단당류가 가장 빠른데, 과일에 함유된 과당은 단당류에 속한다. 참고로 과당은 흡수는 빠르지만 혈당치에는 거의 영향을 미치지 않는다. 혈당치는 포도당의 혈중 농도를 말하기 때문에 과당과는 관계가 없다.

단, 과당은 간에서 포도당으로 전환되기 때문에 혈당치에는 영향을 주지 않지만 당뇨병을 진행시킨다. 게다가 대부분이 간에서 대사되기 때문에 바로 중성지방으로 바뀐다. 즉, 과일을 많이 먹어 과당을 과잉 섭취하면 혈당치에는 영향을 주지 않지만 비만이나 지방간으로 발전할 수 있다는 것이다.

요즘 과일은 품종 개량으로 예전보다 훨씬 달고 맛있어졌다. 달다는 것은 그만큼 당분이 함유돼 있다는 증거이다. 살찌고 싶지 않다면 당도가 높은 것은 가능한 피하고, 하루에 한 종류만 조금씩 먹는 정도가 적당하다.

과일의 당질이 가장 잘 흡수된다!

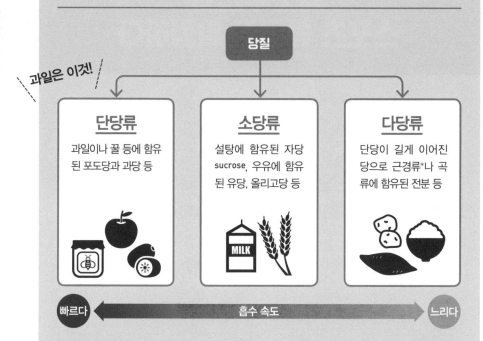

당질

과일은 이것!

단당류
과일이나 꿀 등에 함유된 포도당과 과당 등

소당류
설탕에 함유된 자당 sucrose, 우유에 함유된 유당, 올리고당 등

다당류
단당이 길게 이어진 당으로 근경류*나 곡류에 함유된 전분 등

빠르다 ← 흡수 속도 → 느리다

과일은 혈당치를 높이지 않지만 중성지방이 된다

바나나를 두 개 먹었을 때의 혈당치 변화

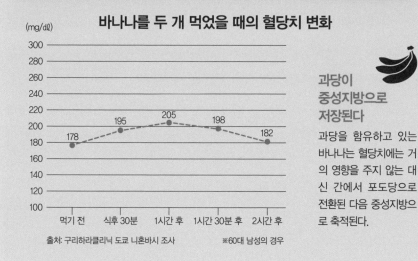

(mg/dℓ)

300		
280		
260		
240		
220	205	
200	195 198	
180	178 182	
160		
140		
120		
100		

먹기 전 · 식후 30분 · 1시간 후 · 1시간 30분 후 · 2시간 후

출처: 구리하라클리닉 도쿄 니혼바시 조사   ※60대 남성의 경우

과당이 중성지방으로 저장된다

과당을 함유하고 있는 바나나는 혈당치에는 거의 영향을 주지 않는 대신 간에서 포도당으로 전환된 다음 중성지방으로 축적된다.

---

*덩이줄기나 덩이뿌리를 식용으로 하는 작물. 감자, 고구마, 마 토란 따위가 이에 속한다. - 옮긴이

채소주스와 스포츠 음료도 위험하다

과일이 들어간 스무디도 마시면 당질을 과도하게 섭취할 수 있다. 스무디는 비타민과 식이섬유를 간편하게 섭취할 수 있다는 점에서 건강음료라 할 수 있지만, 단 과일에는 당질이 많이 함유돼 있다는 점을 꼭 유념해야 한다. 직접 만들 때는 당질이 적은 과일을 고르고 채소를 많이 넣으면 좋다. 더 주의가 필요한 것은 시판 중인 과일주스나 채소주스이다. 이들 주스에는 과일의 과당뿐 아니라 마시기 좋게 하기 위해 당질이 더 첨가돼 있다. 몸에 좋다고 착각하고 부담 없이 마시다 보면 어느새 당질을 과다 섭취하게 된다.

스포츠 음료 등 청량음료에는 '과당 포도당 액당'이라는 감미료가 들어 있다. 이는 옥수수나 감자 등의 전분으로 만들어진 감미료로, 과당이 50% 이상에서 90% 미만을 차지한다. 과당 비율이 너무 높아 단맛이 강한 것이 특징이다. 특히 저온에서는 설탕보다 단맛이 강해 시원하게 마시는 청량음료 등에 많이 사용된다. 이런 청량음료를 수분 보충을 위해 마시다 보면 자신도 모르는 사이 당질을 과다 섭취하게 돼 살이 빠지지 않는 경우를 많이 볼 수 있다.

우리가 흔히 마시는 음료에는 의외로 당질이 많이 함유돼 있다. 평소 의식적으로 당질이 적은 음료수를 고르기만 해도 마른 체질에 한 걸음 더 가까워질 것이다.

당질이 많은 과일은 자제하자!

100g당 당질량

바나나
21.4g

체리
14.0g

사과
14.1g

파인애플
12.5g

포도
15.2g

감
14.3g

귤
11.0g

키위
10.8g

멜론
9.8g

살이 안 빠지는 것이 평소 마시는 음료 때문이라고!?

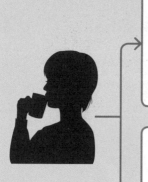

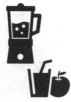

과일이 많이 들어간 스무디는 역효과

과일에는 과당이라는 당질이 많기 때문에 과일이 많이 들어가면 중성지방을 늘려 살이 찌는 원인이 된다.

수분 보충은 당질이 없는 것으로

몸에 좋을 것 같은 스포츠 음료나 채소주스에도 당질이 첨가돼 있으니 주의하자.

PART

4

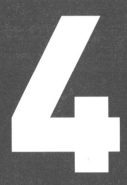

힘든 운동은 전혀 필요 없다!
자투리 시간에 실천할 수 있는 간단한 운동만 하면 다이어트 효과는 눈에 띄게 향상된다.
매일 할 수 있는 추천 운동과 함께 마른 체질로 바꿔주는 생활습관도 실천해보자.

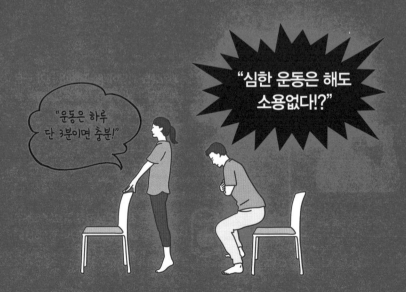

"심한 운동은 해도
소용없다!?"

"운동은 하루
단 3분이면 충분!"

내방지방 명의가 알려주는 새로운 상식 ④

적당한 운동이 마른 체질에 도움된다

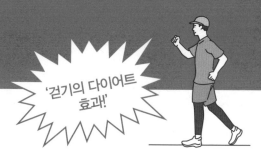

'걷기의 다이어트 효과!'

열심히 해도 소용없다!?
심한 운동은 필요 없다

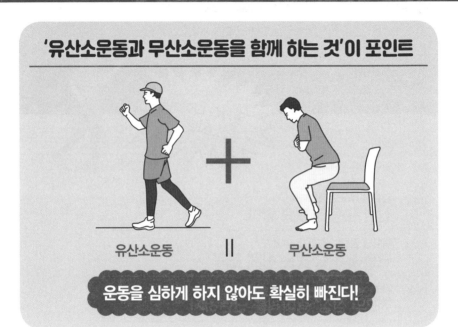

'유산소운동과 무산소운동을 함께 하는 것'이 포인트

유산소운동 = 무산소운동

운동을 심하게 하지 않아도 확실히 빠진다!

내장지방을 줄이는 데 운동이 효과적인 것은 맞지만 그렇다고 해서 꼭 과격한 운동을 해야 하는 것은 아니다. 과격한 운동은 지속하기 어렵고 근육이나 관절에 부담을 준다. 근육에 계속 부담이 가해지면 회복이 더뎌 만성 피로에 빠질 수도 있다. 그리고 과격한 트레이닝으로 근육량을 늘려도 중성지방은 근육 속에도 쌓인다. 마블링이 잘 된 고기와 같은 상태인데, 나는 이를 '지방근'이라 부른다. 근육질의 군살 없는 사람들에게 많아 겉만 봐서는 알 수 없다는 점이 쉽지 않은 부분이다.

지방을 연소시키는 것은 과격한 운동이 아니라 오히려 걷기나 조깅 같은 가볍고 긴 시간 무리 없이 지속할 수 있는 운동이다. 운동에는 두 종류가 있

102

두 가지 운동의 효과

유산소 운동이란?

산소를 몸에 공급하면서 천천히 하는 운동.
걷기, 조깅, 수중 걷기 등

지방을 연소시킨다

무산소 운동이란?

산소를 사용하지 않고 순간적으로 근육에 큰
부하를 주는 운동. 단거리달리기나 근력운동 등

근육량을 증가시킨다

완벽한 것보다 오래 지속하는 것이 중요

자신의 페이스를 유지하면서
지속할 수 있는 운동을 한다

살을 빼기 위해서는 지속적인
운동이 효과적이다. 유산소운
동과 무산소운동을 섞어서 무
리가 되지 않는 한도 내에서
지속하는 것이 포인트이다.

이럴 때는 운동을 자제하자!

· 이른 아침…혈압의 급상승을 초래할 수 있다.
· 공복 시…빈혈과 부정맥을 일으킬 가능성이 있다.
· 식후 한 시간 이내…간으로 가는 혈류가 줄어 부담이 된다.
· 컨디션이 좋지 않을 때…컨디션이 악화될 수 있다.

는데, 하나는 앞서 언급한 '유산소운동'이고, 또 하나는 단시간에 큰 부하를
주는 '무산소운동'이다. 근력운동이나 스쿼트 등은 무산소운동으로 순간적으
로 부하를 주어 단련한다. 한편 유산소운동은 체내에 산소를 공급하면서 하
는 운동으로, 천천히 장시간 지속해야 효과가 커진다.

그렇다고 해서 유산소운동만 하면 안 되고 살을 빼려면 이 두 가지 운동을
함께 해야 한다. 유산소운동은 지방을 연소시키고, 무산소운동은 근육량을
늘려 기초대사를 원활하게 함으로써 살이 잘 찌지 않게 하는 효과가 있기 때
문이다. 즉, 두 가지 운동을 섞어서 하는 것이 마른 체질로 가는 지름길이다.

단련해야 할 것은 하체 근육

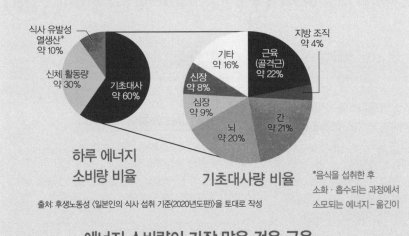

살 빼는 가장 빠른 길은 근육을 늘리는 것

식사 유발성
열생산*
약 10%

신체 활동량
약 30%

기초대사
약 60%

지방 조직
약 4%

기타
약 16%

신장
약 8%

심장
약 9%

근육
(골격근)
약 22%

뇌
약 20%

간
약 21%

하루 에너지
소비량 비율

기초대사량 비율

*음식을 섭취한 후
소화·흡수되는 과정에서
소모되는 에너지-옮긴이

출처: 후생노동성 〈일본인의 식사 섭취 기준(2020년도판)〉을 토대로 작성

에너지 소비량이 가장 많은 것은 근육

에너지 소비=지방 연소. 즉 살을 빼기 위해서는 에너지 소비량이 가장 많은 근육을 늘리
는 것이 효과적이다.

우리 몸은 지방을 에너지로 소비하면서 활동하고 있다. 뇌, 간, 심장 등 내장이 움직일 때도 에너지를 소비하지만, 몸에서 가장 많은 에너지를 사용하는 것은 근육이다. 기초대사란 체온 유지 및 호흡 등 우리 몸이 생명을 유지하는 데 필요한 최소한의 에너지 대사를 가리킨다. 기초대사에서 차지하는 근육의 비율은 약 22%로 가장 많아 근육이 많을수록 지방을 많이 소비하는 것이다.

이와 같은 사실에서도 알 수 있듯이 근육량을 늘리면 살이 잘 빠진다. 실제

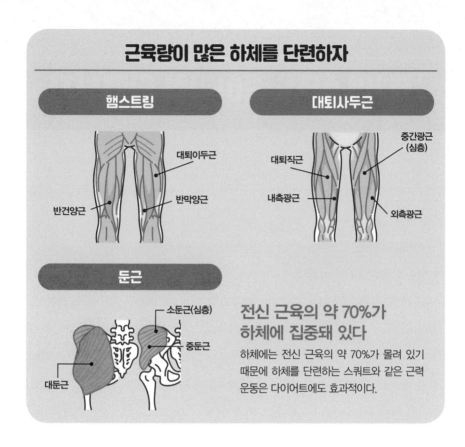

근육량이 많은 하체를 단련하자

햄스트링

대퇴이두근
반막양근
반건양근

대퇴사두근

대퇴직근
내측광근
중간광근 (심층)
외측광근

둔근

소둔근(심층)
중둔근
대둔근

전신 근육의 약 70%가 하체에 집중돼 있다

하체에는 전신 근육의 약 70%가 몰려 있기 때문에 하체를 단련하는 스쿼트와 같은 근력 운동은 다이어트에도 효과적이다.

로 근육량이 많은 사람일수록 기초대사량이 높은 것으로 알려져 있으며, 체지방이 많고 근육량이 적은 여성은 남성에 비해 기초대사량이 낮은 경향이 있다. 그럼 근육량은 어떻게 하면 늘릴 수 있을까?

여기서 주목해야 할 것이 바로 하체 근육이다. 하체에는 큰 근육이 여러 개 있고 전신 근육의 약 70%가 몰려 있기 때문에, 하체 근육을 단련하면 가장 효과적으로 근육량을 늘릴 수 있다.

추천하는 운동은 '스쿼트'이다. 어디서든 쉽게 할 수 있고 운동이 익숙하지 않은 사람도 무리 없이 할 수 있는 훌륭한 운동이다. 넓적다리 앞쪽 근육인 대퇴사두근, 그 뒤쪽에 있는 햄스트링, 엉덩이의 대둔근과 같은 근육을 골고루 단련할 수 있다.

'제2의 심장' 종아리를 단련하자

종아리에도 하퇴삼두근이라는 큰 근육이 붙어 있다. 하퇴삼두근이란 비복근과 넙치근으로 구성된 근육으로 몸에서 중요한 역할을 한다.

우리의 혈액은 서 있든 앉아 있든 중력에 의해 하체로 몰리게 돼 있다. 그 혈액을 심장과 뇌로 아래에서 위로 펌프처럼 끌어올리는 작용을 하는 것이 바로 '제2의 심장'이라고도 불리는 종아리에 있는 하퇴삼두근이다. 하체를 움직이면 종아리는 이완과 수축을 반복하는데, 근육이 수축됐을 때 혈관이 압박을 받아 혈액을 위로 올려 보낸다. 그리고 다리 정맥에는 판막이라는 밸브가 있어 종아리 근육이 이완됐을 때 끌어올린 혈액이 역류하지 않는 구조로 돼 있다. 이를 종아리의 '근육 펌프 작용'이라고 한다.

하체에는 몸의 약 70%의 혈액이 몰려 있다. 이 혈액을 중력을 거슬러 올려 보내야 하기 때문에, 이 펌프 기능이 정상적으로 작동하도록 하퇴삼두근을 단련하는 것이 중요하다. 펌프 기능이 활발해지면 온몸의 혈류가 좋아져 기초대사도 더 좋아진다. 즉, 지방 연소를 촉진해 살이 잘 찌지 않는 체질이 된다는 이야기이다.

하퇴삼두근도 누구나 할 수 있는 간단한 운동으로 단련할 수 있다. 이 근육을 잘 단련해 두면 운동 기능도 좋아져 활동적이 되기 때문에 그런 점에서도 살이 잘 빠진다고 할 수 있다.

단련해야 할 종아리 근육은 바로 여기!

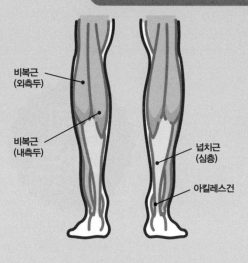

종아리 근육(하퇴삼두근)

비복근
(외측두)

비복근
(내측두)

넙치근
(심층)

아킬레스건

종아리에도
큰 근육이 있다

넓적다리와 함께 종아리에도 큰 근육이 있어 단련하면 혈류가 좋아져 기초대사가 활발해진다. 운동 기능도 향상돼 활동적이 된다.

종아리를 단련하면 마른 체질이 된다!

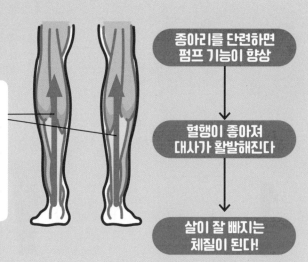

하체의 혈액을
심장으로 돌려보낸다

하체에는 우리 몸의 약 70%의 혈액이 몰려 있고, 그 혈액을 심장으로 돌려보내는 것이 바로 종아리 근육이다. 이 근육을 단련하면 펌프 기능이 활발해져 혈류도 좋아진다.

**종아리를 단련하면
펌프 기능이 향상**

↓

**혈행이 좋아져
대사가 활발해진다**

↓

**살이 잘 빠지는
체질이 된다!**

스쿼트

우리 몸에서 가장 큰 넓적다리와 엉덩이 근육을 쉽게 단련할 수 있는 방법이다.
아침저녁으로 한 번씩만 하면 집중적으로 하체를 강화시킬 수 있다.

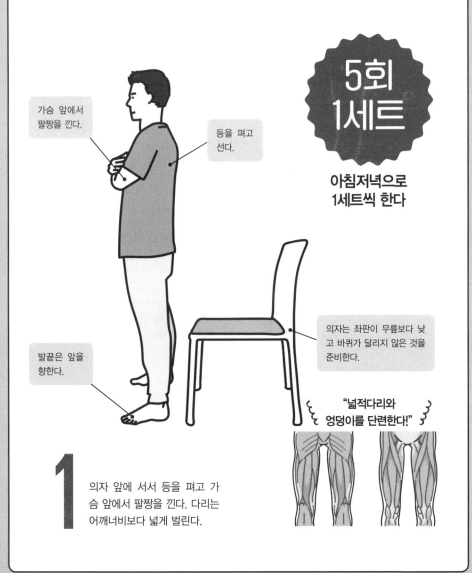

가슴 앞에서
팔짱을 낀다.

등을 펴고
선다.

**5회
1세트**

**아침저녁으로
1세트씩 한다**

의자는 좌판이 무릎보다 낮
고 바퀴가 달리지 않은 것을
준비한다.

발끝은 앞을
향한다.

"넓적다리와
엉덩이를 단련한다!"

1

의자 앞에 서서 등을 펴고 가
슴 앞에서 팔짱을 낀다. 다리는
어깨너비보다 넓게 벌린다.

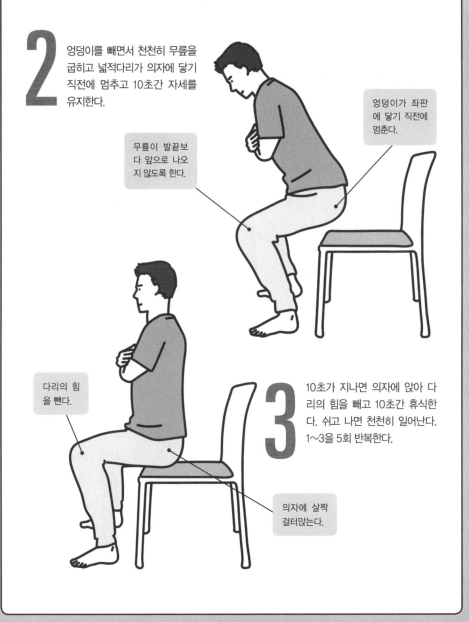

2 엉덩이를 빼면서 천천히 무릎을
굽히고 넓적다리가 의자에 닿기
직전에 멈추고 10초간 자세를
유지한다.

엉덩이가 좌판
에 닿기 직전에
멈춘다.

무릎이 발끝보
다 앞으로 나오
지 않도록 한다.

다리의 힘
을 뺀다.

3 10초가 지나면 의자에 앉아 다
리의 힘을 빼고 10초간 휴식한
다. 쉬고 나면 천천히 일어난다.
1~3을 5회 반복한다.

의자에 살짝
걸터앉는다.

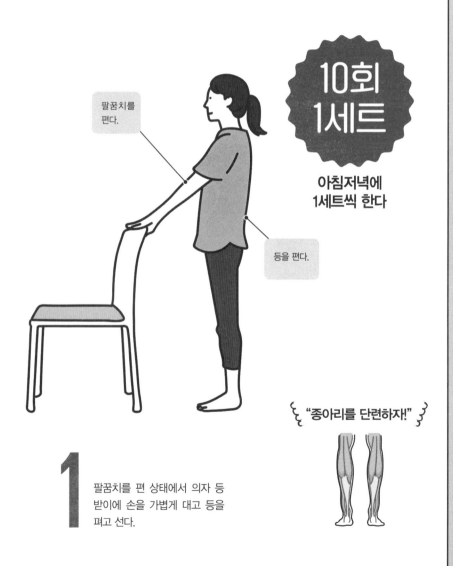

마른 체질 만드는 근력운동 ②

카프 레이즈

언제 어디서든 손쉽게 할 수 있는 종아리를 단련하는 운동이다.
장시간 책상에 앉아 있어 다리가 부었을 때도 추천한다.

팔꿈치를
편다.

**10회
1세트**

**아침저녁에
1세트씩 한다**

등을 편다.

"종아리를 단련하자!"

1 팔꿈치를 편 상태에서 의자 등
받이에 손을 가볍게 대고 등을
펴고 선다.

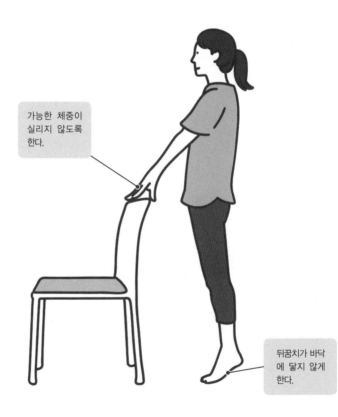

가능한 체중이 실리지 않도록 한다.

뒤꿈치가 바닥에 닿지 않게 한다.

2

4초 동안 천천히 뒤꿈치를 올리고 다시 4초 동안 바닥에서 1센티미터 정도 위까지 내린다. 이 동작을 10회 반복한다.

놀라운 효과가 있다!
걷기만 해도 훌륭한 운동이 된다

손쉽게 시작할 수 있는 대표적인 유산소운동은 걷기이다. 원하는 시간에 원하는 곳에서 걷기만 하면 되기 때문에 바쁜 사람이나 또는 운동을 잘 못 하는 사람도 당장 실천할 수 있다. 걷기는 특별히 도구는 필요 없지만 걸을 때 자세나 걷는 방법에는 요령이 필요한데, 알아두면 더 큰 효과를 볼 수 있다.

먼저 등을 똑바로 펴고 걷는다. 책상에 오래 앉아 있다 보면 등이 고양이 등처럼 굽기 쉬운데, 이 상태로 걸으면 팔을 충분히 흔들 수 없어 발을 자연스럽게 옮기기 어렵다. 반드시 구부정한 등과 가슴은 똑바로 펴고 시선은 앞을 향하며 배에 살짝 힘을 주고 걷자.

보폭은 평소보다 넓혀 걷는다. 그렇게 하면 자연스럽게 걷는 속도도 빨라진다. 무리해서 빠른 걸음으로 걸을 필요는 없지만 속도가 너무 느리면 효과가 오르지 않는다. 리드미컬한 속도로 살짝 땀이 날 정도로 걷는 것이 딱 좋다. 발끝뿐 아니라 발바닥 전체를 이용해 걷는 것도 중요하다. 뒤꿈치부터 착지하고 발끝 전체로 바닥을 차 듯 앞으로 나아간다.

이상의 포인트에 신경을 쓰면서 하루 20분을 목표로 걷기를 시작해보자. 20분이 어려울 때는 10분이라도 좋다. 조금씩 몸을 적응시켜 가자. 걷기도 무산소운동인 스쿼트와 함께 하면 더 효과적이다. 상승효과로 지방의 연소가 더 촉진된다.

지금 당장 할 수 있는 살 빠지는 걷는 법

[착지]   [내딛기]

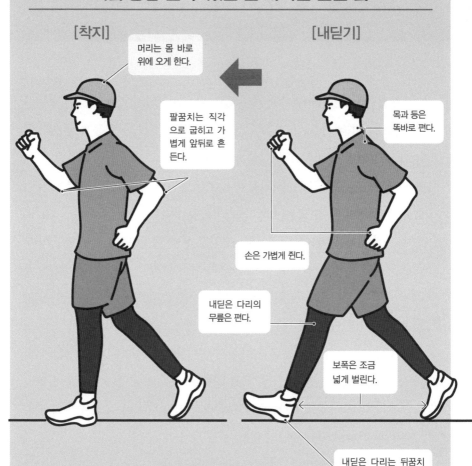

머리는 몸 바로
위에 오게 한다.

팔꿈치는 직각
으로 굽히고 가
볍게 앞뒤로 흔
든다.

목과 등은
똑바로 편다.

손은 가볍게 쥔다.

내딛은 다리의
무릎은 편다.

보폭은 조금
넓게 벌린다.

내딛은 다리는 뒤꿈치
부터 착지한다.

하루 20분 이상을 목표로 걷자

유산소운동은 시작한 지 20분 정도 후부터 지방이 연소되기 시작한다. 가능한 한 번에 20분 이상 주 3회 걷도록 하자. 유산소운동을 습관화하고 무산소운동인 스쿼트도 병행하면 효과도 커진다.

평소 습관만 바꿔도!

살 빠지는 목욕법

욕조에 몸을 충분히 담구기만 해도 몸이 따뜻해지면서 혈류가 좋아져 대사가 원활해지는 효과가 있다. 특히 적당한 온도의 따뜻한 물에 몸을 담그면 혈관이 확장돼 혈압이 내려가고 심신 안정 효과로 자율신경이 안정되는 등 목욕에는 다양한 장점이 있다. 그러니 샤워로만 끝내지 말고 매일 욕조에 들어가 몸을 따뜻하게 하자.

단, 욕조에 몸을 담글 때는 몇 가지 주의할 점이 있다. 먼저 물의 온도이다. 너무 뜨거우면 반대로 혈압이 오르니 주의하자. 그리고 42도 이상이면 심장과 간에 부담이 된다. 38~40도 정도의 미지근한 물에 15분 정도 어깨까지 담그자. 뜨거워지면 현기증이나 가슴이 답답한 증상을 방지하기 위해 반신욕으로 바꿔도 좋다. 온몸이 충분히 따뜻해지면 마지막에 샤워기로 발목을 식힌다. 온도차 때문에 혈관이 자극을 받아 혈액을 올려 보내는 펌프작용이 활발해져 혈류가 더 좋아진다. 목욕 중에는 땀을 흘리기 때문에 몸의 수분이 부족해지니 목욕 전후로 잊지 말고 수분 보충을 한다.

참고로 목욕은 잠자리에 들기 약 1시간 전에 하는 것이 가장 좋다. 잘 시간이 되면 수면 호르몬인 '멜라토닌melatonin'의 작용으로 체온이 떨어지고 자연스럽게 졸음이 온다. 목욕으로 따뜻해진 몸이 적당히 식기 시작하는 한 시간 후에 잠자리에 들면 멜라토닌의 수면 효과를 충분히 볼 수 있다.

전신욕은 혈류가 개선돼 대사가 원활해진다

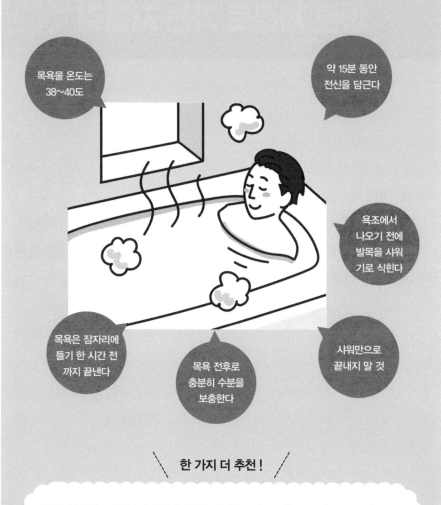

목욕물 온도는
38~40도

약 15분 동안
전신을 담근다

욕조에서
나오기 전에
발목을 샤워
기로 식힌다

목욕은 잠자리에
들기 한 시간 전
까지 끝낸다

목욕 전후로
충분히 수분을
보충한다

샤워만으로
끝내지 말 것

한 가지 더 추천!

목욕할 때는 드럭 스토어 등에서 살 수 있는 '중탄산 입욕제'를 사용해 보는 것도 좋다. 혈관을 확장시키는 일산화질소(NO) 생성을 촉진해 혈류를 개선해주기 때문에 목욕 후 체온이 떨어지는 것을 막아준다.

살은 잠든 사이 빠진다!

질 좋은 수면이
마른 체질로 가는 지름길

우리 몸은 자는 사이 분비되는 호르몬으로 낮 동안 활동하면서 손상된 혈관을 재생한다. 그래서 잠이 부족하면 우리 몸에서는 혈액에 노폐물이 쌓여 대사가 늦어지거나 호르몬의 균형이 깨지는 문제가 발생한다. 그렇게 되면 비만이 되기 쉬울 뿐 아니라 당뇨병이나 지방간으로 발전할 가능성도 있다.

뿐만 아니라 수면시간이 짧으면 지방세포에서 분비되는 식욕을 억제하는 호르몬인 '렙틴leptin'의 분비가 줄고, 대신 위 세포에서 분비되는 식욕을 촉진시키는 호르몬 '그렐린Ghrelin'의 분비가 늘어나는 것으로 알려져 있다. 즉 수면이 부족하면 호르몬에 변화가 생겨 싫든 좋든 식욕이 늘어 살이 찌기 쉽다.

따라서 살을 빼려면 꼭 충분한 수면을 취해야 한다. 수면은 건강을 위해서도 필요한데, 몸을 눕히기만 해도 간으로 흐르는 혈액이 30%나 향상돼 간이 쉴 수 있다. 그럼 무조건 많이 자면 몸에 좋을까? 잠은 너무 많이 자도 자율신경이나 호르몬의 균형이 깨져 역효과이다. 사실 중요한 것은 수면시간보다 수면의 질이다.

질 좋은 수면이란 한 마디로 푹 자는 것을 의미한다. 평소에 숙면하지 못 하는 사람들은 침실의 환경을 한 번 바꿔보는 것도 좋다. 침구나 조명만 바꿔도 수면의 질은 향상된다. 자기 전에 스마트폰이나 컴퓨터를 사용하지 않는 것도 도움이 된다. 블루라이트는 수면 호르몬의 분비를 방해해 잠을 달아나게 만든다.

잠들기 좋은 환경을 만들자!

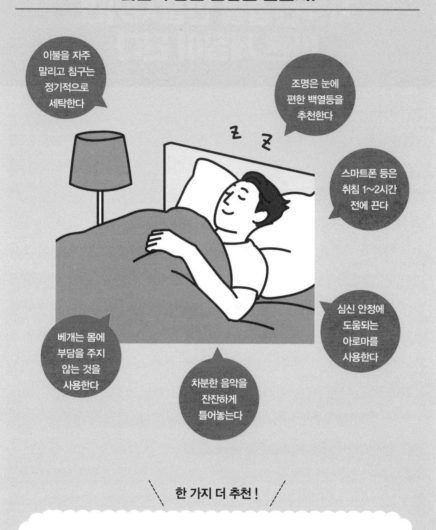

이불을 자주 말리고 침구는 정기적으로 세탁한다

조명은 눈에 편한 백열등을 추천한다

스마트폰 등은 취침 1~2시간 전에 끈다

심신 안정에 도움되는 아로마를 사용한다

베개는 몸에 부담을 주지 않는 것을 사용한다

차분한 음악을 잔잔하게 틀어놓는다

ㅡ 한 가지 더 추천! ㅡ

아침에 우유를 마시면 수면의 질 향상에 도움이 된다. 우유에는 트립토판tryptophan이라는 성분이 있는데, 이 성분이 낮 동안은 뇌에서 세로토닌serotonin이 됐다가 밤에는 수면을 촉진하는 멜라토닌melatonin으로 바뀐다.

약한 멘탈과 스트레스도 큰 적!

자율신경을 안정시키면
마른 체질이 된다

자율신경은 내장의 작용과 대사, 체온 등 우리 몸의 거의 모든 기능을 24시간 체제로 컨트롤하는 사령탑이다. 이 자율신경이 흐트러지면 위의 기능이 약해지거나 대사가 나빠져 몸에 지방이 자꾸 쌓이게 된다.

자율신경에는 교감신경과 부교감신경이 있는데, 이는 각각 자동차의 엑셀과 브레이크 역할을 한다. 활동이 활발한 낮 동안은 엑셀인 교감신경이 우위에 있다. 심박수나 혈압이 상승해 몸은 흥분 상태라고 할 수 있다. 반면 밤이나 잠들기 전 심신이 안정된 상태에서는 브레이크인 부교감신경이 우위가 돼 심박수와 혈압이 떨어져 자연스럽게 잠들게 된다. 자율신경은 이 균형을 잘 유지하는 것이 이상적이지만, 다양한 원인에 인한 스트레스 때문에 잘 흐트러진다. 이는 비만과도 관련이 있다.

실제로 비만인 사람은 부교감신경 기능이 떨어져 장을 움직이는 힘이 약해 장내 환경이 악화되는 경향이 있다. 반대로 교감신경이 과도하게 우위가 되는 상태가 지속되면 혈관이 수축돼 혈류가 나빠져 소화불량이나 몸에 냉증이 생길 수 있다. 그렇게 되면 신진대사도 저하돼 살이 잘 빠지지 않는 체질이 된다.

흐트러진 자율신경을 안정시키기 위해서는 무엇보다 스트레스를 쌓아두지 않는 것이 중요하다. 물론 스트레스를 전혀 받지 않을 수는 없으니 자신만의 스트레스 해소법을 찾아야 한다. 규칙적인 생활과 적당한 운동, 취미를 갖는 것도 스트레스 해소에 도움이 될 것이다.

자율신경을 안정시켜야 살이 빠진다!

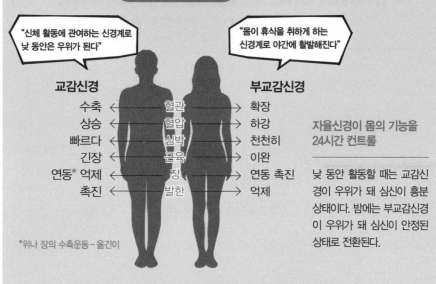

자율신경이란?

"신체 활동에 관여하는 신경계로 낮 동안은 우위가 된다"

"몸이 휴식을 취하게 하는 신경계로 야간에 활발해진다"

교감신경		부교감신경
수축 ←	혈관	→ 확장
상승 ←	혈압	→ 하강
빠르다 ←	심박	→ 천천히
긴장 ←	근육	→ 이완
연동* 억제 ←	장	→ 연동 촉진
촉진 ←	발한	→ 억제

*위나 장의 수축운동 – 옮긴이

자율신경이 몸의 기능을 24시간 컨트롤

낮 동안 활동할 때는 교감신경이 우위가 돼 심신이 흥분 상태이다. 밤에는 부교감신경이 우위가 돼 심신이 안정된 상태로 전환된다.

자율신경이 흐트러지면…

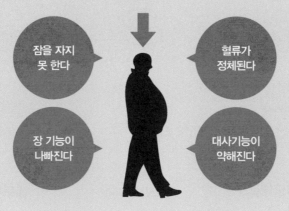

잠을 자지 못 한다

혈류가 정체된다

장 기능이 나빠진다

대사기능이 약해진다

어느 한쪽이 우위가 돼서는 안 된다!
살을 빼려면 자율신경의 균형이 중요하다

다크 초콜릿처럼 폴리페놀이 풍부한 식품!

다이어트와 건강 효과를 높이는 폴리페놀이 풍부한 식품

카카오 폴리페놀 외에도 다양한 폴리페놀이 있다. 여기서는 다이어트와 건강에 효과가 있는 폴리페놀이 풍부한 식품을 소개한다. 지속 시간이 짧으니 2~4시간 간격으로 수시로 섭취하는 것이 포인트이다.

다이어트와 건강에 효과가 있는 폴리페놀이 풍부한 식품

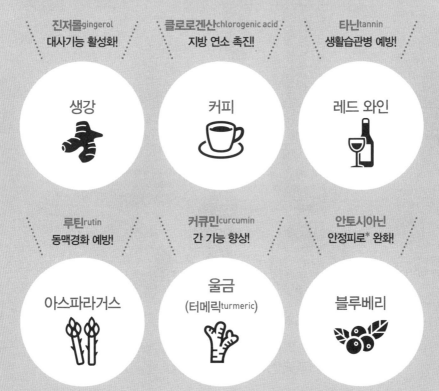

진저롤gingerol
대사기능 활성화!

생강

클로로겐산chlorogenic acid
지방 연소 촉진!

커피

타닌tannin
생활습관병 예방!

레드 와인

루틴rutin
동맥경화 예방!

아스파라거스

커큐민curcumin
간 기능 향상!

울금
(터메릭turmeric)

안토시아닌
안정피로* 완화!

블루베리

*눈을 쓰는 일을 계속 할 때 눈이 느끼는 증세 - 옮긴이

당질을 살짝 줄이기 위한

식품에 함유된 영양소 일람표

먹을 기회가 많은 식재료를 중심으로 '당질을 살짝 줄이기 위해 적극적으로 먹어야 할 것'과 '당질을 살짝 줄이기 위해 줄여야 하는 것' 등 두 가지 항목으로 나눠 영양소 일람표를 만들었다. 이 책(84쪽)에서 소개한 '당질 살짝 줄이기'를 실천할 때 참고하기 바란다.

• 출처: 식품 성분 데이터베이스

적극적으로 먹어야 할 것

종류	식품명	중량	당질(g)	단백질(g)	지질(g)	염분(g)	식이섬유(g)	칼로리(kcal)
육류	삼겹살(지방 있음/생)	100g	0.1	14.4	35.4	0.1	0	366
	뒷다리살(생)	100g	0.2	22.1	3.6	0.1	0	119
	돼지 안심(살코기/생)	100g	0.3	22.2	3.7	0.1	0	118
	돼지 다짐육(생)	100g	0.1	17.7	17.2	0.1	0	209
	돼지 등심(지방 있음/생)	100g	0.2	19.3	19.2	0.1	0	248
	목살(지방 있음/생)	100g	0.1	17.1	19.2	0.1	0	237
	생햄(돼지/속성)	30g	0.2	7.2	5.0	0.8	0	73
	닭가슴살(영계/껍질 있음/생)	100g	0.1	21.3	5.9	0.1	0	133
	닭다리살(영계/껍질 있음/생)	100g	0	16.6	14.2	0.2	0	190
	닭안심살(영계/생)	100g	0.1	23.9	0.8	0.1	0	98
	닭 다짐육(생)	100g	0	17.5	12.0	0.1	0	171
	닭날개(영계/껍질 있음/생)	100g	0	17.8	14.3	0.2	0	189
	닭봉(영계/껍질 있음/생)	100g	0	18.2	12.8	0.2	0	175
	설도살(지방 있음/생)	100g	0.5	19.2	16.1	0.1	0	235
	소고기 안심(살코기/생)	100g	0.3	19.1	15.0	0.1	0	207
	소고기 다짐육(생)	100g	0.3	17.1	21.1	0.2	0	251
	채끝살(지방 있음/생)	100g	0.3	11.7	47.5	0.1	0	460
어패류	전갱이(갈라 말린 것/구이)	100g	0.1	24.6	12.3	2.0	0	194
	눈퉁멸(작은 것/생)	60g	0.2	12.8	2.9	0.1	0	74
	방어(생)	60g	0.2	12.8	10.6	0.1	0	133
	참다랑어(회)	100g	0.1	26.4	1.4	0.1	0	115
	꽁치(껍질 벗긴 것/생)	100g	0.2	17.8	25.0	0.3	0	277
	자반고등어(가공품)	60g	0.1	15.7	11.5	1.1	0	158
	홍연어(생)	80g	0.1	18.0	3.6	0.1	0	102

종류	식품명	중량	당질 (g)	단백질 (g)	지질 (g)	염분 (g)	식이 섬유 (g)	칼로리 (kcal)
어패류	황새치(생)	100g	0.1	19.2	7.6	0.2	0	139
	봄 가다랑어(생)	100g	0.1	25.8	0.5	0.1	0	108
	은대구(생)	100g	0	13.6	18.6	0.2	0	210
	창꼬치(생)	100g	0.1	18.9	7.2	0.3	0	137
	임연수어(갈라 말린 것/생)	100g	0.1	20.6	9.4	1.8	0	161
	살오징어(회)	100g	0.1	17.9	0.8	0.5	0	76
	참문어(생)	100g	0.1	16.4	0.7	0.7	0	70
	단새우(생)	100g	0.1	19.8	1.5	0.8	0	85
	삶은 실치	30g	0	5.3	0.5	0.6	0	25
	바지락(생)	100g	0.4	6.0	0.3	2.2	0	27
	가리비(생)	100g	1.5	13.5	0.9	0.8	0	66
	재첩(생)	60g	2.7	4.5	0.8	0.2	0	32
	장어(양념구이)	100g	3.1	23.0	21.0	1.3	0	285
	고등어 통조림(삶은 것)	80g	0.2	16.7	8.6	0.7	0	139
달걀류	달걀(생)	50g	0.2	6.1	5.1	0.2	0	71
콩 콩제품	두부	100g	0.4	7.0	4.9	0	1.1	73
	연두부	100g	1.1	5.3	3.5	0	0.9	56
	두부튀김	100g	0.2	10.7	11.3	0	0.7	143
	유부	30g	0	7.0	10.3	0	0.4	113
	생유바[*1]	50g	1.7	10.9	6.9	0	0.4	109
	낫토	50g	2.7	8.3	5.0	0	3.4	95
	간모도키[*2]	50g	0.1	7.7	8.9	0.3	0.7	112
	콩가루(전립대두)	15g	1.6	5.5	3.9	0	2.7	68
	두유	200g	5.8	7.2	4.0	0	0.4	126

[*1] 유바(탕엽, 湯葉) 두유에 콩가루를 섞어 끓여 그 표면에 엉긴 엷은 껍질을 걷어 말린 식품 – 옮긴이

[*2] 두부완자 – 옮긴이

종류	식품명	중량	당질 (g)	단백질 (g)	지질 (g)	염분 (g)	식이 섬유 (g)	칼로리 (kcal)
콩 콩제품	무조정 두유	200g	5.8	7.2	4.0	0	0.4	88
	동두부(건조)*1	15g	0.2	7.6	5.1	0	0.4	74
	비지(건조)	50g	4.4	11.6	6.8	0	21.8	167
우유 유제품	우유	200g	9.6	6.6	7.6	0.2	0	122
	요거트(무당)	100g	4.9	3.6	3.0	0.1	0	56
	프로세스 치즈*2	20g	0.3	4.5	5.2	0.6	0	63
	까망베르 치즈	20g	0.2	3.8	4.9	0.4	0	58
	모차렐라 치즈	20g	0.8	3.7	4.0	0	0	54
	파마산 치즈	5g	0.1	2.2	1.5	0.2	0	22
견과류	아몬드(볶음/무염)	10g	1.0	2.0	5.4	0	1.1	61
	땅콩(대립종*3/볶음)	10g	1.0	2.5	5.0	0	1.1	61
	호두(볶음)	10g	0.4	1.5	6.9	0	0.8	71
	피스타치오(볶음/가미)	10g	1.2	1.7	5.6	0.1	0.9	62
	마카다미아 너트(볶음, 가미)	10g	0.6	0.8	7.7	0.1	0.6	75
	헤이즐넛(튀김/가미)	10g	0.7	1.4	6.9	0	0.7	70
잎채소	양배추	50g	1.7	0.7	0.1	0	0.9	11
	양상치	50g	0.8	0.3	0.1	0	0.6	6
	꽃상추	50g	0.6	0.6	0.1	0	1.0	8
	시금치	50g	0.2	1.1	0.2	0	1.4	9
	경수채	50g	0.9	1.1	0.1	0.1	1.5	12
	배추	50g	0.9	0.4	0.1	0	0.7	7
	대파	20g	0.7	0.4	0.1	0	0.6	6
	쪽파	20g	0.6	0.4	0.1	0	0.5	5
	시소(잎)	10g	0.1	0.4	0	0	0.7	3

*1 두부를 얇게 썰어 밖에서 얼린 다음 더운 물에 녹여 탈취시킨 뒤 건조시킨 두부 – 옮긴이
*2 두 가지 이상의 천연치즈를 녹여서 향신료 따위를 넣고 다시 제조한 가공 치즈 – 옮긴이
*3 큰 종자 – 옮긴이

종류	식품명	중량	당질 (g)	단백질 (g)	지질 (g)	염분 (g)	식이섬유 (g)	칼로리 (kcal)
잎채소	부추	30g	0.4	0.5	0.1	0	0.8	5
	소송채	50g	0.2	0.8	0.1	0	1.0	7
	청경채	50g	0.4	0.3	0.1	0.1	0.6	5
	쑥갓	30g	0.2	0.7	0.1	0.1	1.0	6
	셀러리	50g	1.0	0.2	0.1	0.1	0.8	6
	아스파라거스	50g	1.1	1.3	0.1	0	0.9	11
	브로콜리	50g	0.7	2.7	0.3	0	2.6	19
	콜리플라워	50g	1.1	1.5	0.1	0	1.5	14
	뿌리파드득나물	10g	0.1	0.2	0	0	0.3	2
	물냉이	10g	0	0.2	0	0	0.3	1
	미나리	30g	0.2	0.6	0	0	0.8	5
해조류	미역(생)	20g	0.4	0.4	0	0.3	0.7	5
	자른 미역(건조)	0.5g	0	0.1	0	0.1	0.2	1
	구운 김	3g	0.2	1.2	0.1	0	1.1	9
	톳(가마솥[*1]/건조)	3g	0.1	0.3	0.1	0.1	1.6	6
	갈파래(자연건조)	5g	0.6	1.1	0	0.5	1.5	10
	우뭇가사리	100g	0	0.2	0	0	0.6	2
	큰실말(염분 제거)	50g	0	0.1	0.1	0.1	0.7	2
	미역귀(생)	50g	0	0.5	0.3	0.2	1.7	7
버섯류	팽이버섯	100g	3.7	2.7	0.2	0	3.9	34
	만가닥버섯	100g	1.8	2.7	0.5	0	3.0	26
	잎새버섯	100g	0.9	2.0	0.5	0	3.5	22
	새송이버섯	100g	2.6	2.8	0.4	0	3.4	31
	양송이버섯	100g	0.1	2.9	0.3	0	2.0	15

*1 가마솥에서 삶아 철분 함량이 높다. - 옮긴이

줄여야 할 것

종류	식품명	중량	당질 (g)	단백질 (g)	지질 (g)	염분 (g)	식이 섬유 (g)	칼로리 (kcal)
쌀류	백미	100g	35.6	2.5	0.3	0	1.5	156
	현미	100g	32.9	4.1	1.0	0	1.4	156
	찹쌀	50g	21.6	1.8	0.3	0	0.4	94
빵류	삼봉형 식빵	50g	46.1	7.8	3.5	1.3	1.8	123
	단팥빵	100g	49.7	7.0	3.8	0.3	3.3	266
	크림빵	100g	47.0	7.9	7.4	0.4	1.3	286
	멜론빵	100g	58.2	8.0	10.5	0.5	1.7	349
면류	중화면(생)	100g	50.3	8.6	1.2	1.0	5.4	249
	가락국수(생)	100g	53.2	6.1	0.6	2.5	3.6	249
	생파스타	100g	45.4	7.8	1.9	1.2	1.5	232
	메밀(생면)	100g	48.5	9.8	1.9	0	6.0	271
근경류	감자	100g	8.4	1.8	0.1	0	8.9	59
	고구마	100g	29.7	1.2	0.2	0	2.2	126
	토란	100g	10.8	1.5	0.1	0	2.3	53
	참마	100g	21.2	4.5	0.5	0	1.4	108
뿌리 채소류	양파	50g	3.4	0.5	0.1	0	0.8	17
	당근	50g	3.2	0.4	0.1	0.1	1.2	15
	단호박	50g	4.1	0.8	0.1	0	1.4	21
	연근	50g	6.8	1.0	0.1	0.1	1.0	33
	우엉	50g	4.8	0.9	0.1	0	2.9	29
과일	바나나	100g	21.4	1.1	0.2	0	1.1	93
	사과	100g	14.1	0.1	0.2	0	1.4	53
	포도	100g	15.2	0.4	0.1	0	0.5	58
	감	100g	14.3	0.4	0.2	0	1.6	63

종류	식품명	중량	당질 (g)	단백질 (g)	지질 (g)	염분 (g)	식이섬유 (g)	칼로리 (kcal)
과일	체리	100g	14.0	1.0	0.2	0	1.2	64
	망고	100g	15.6	0.6	0.1	0	1.3	68
	복숭아	100g	8.9	0.6	0.1	0	1.3	38
조미료	쌀 미소*1/아마미소*2	15g	4.9	1.5	0.5	0.9	0.8	31
	진간장	15g	1.2	1.2	0	2.2	0	11
	국간장	15g	0.9	0.9	0	2.4	0	9
	정제당	15g	14.9	0	0	0	0	59
	마요네즈(전란형*3)	15g	0.5	0.2	11.4	0.3	0	100
	토마토 케챱	15g	3.8	0.2	0	0.5	0.3	16
	우스타소스	15g	4.0	0.2	0	1.3	0.1	18
	본 미림*4	15g	6.5	0	0	0	0	36
과자 빵류	포테이토 칩	50g	25.3	2.4	17.6	0.5	2.1	271
	소프트 비스킷(쿠키)	50g	30.6	2.9	13.8	0.3	0.7	256
	센베(간장)	50g	83.3	7.3	1.0	1.3	0.6	184
	초콜릿(화이트)	100g	50.3	7.2	39.5	0.2	0.6	588
	도라야키*5(으깬 팥소)	100g	56.9	6.6	3.1	0.3	1.5	282
	쇼트케이크(과일 없는 것)	100g	41.7	6.9	15.2	0.2	0.6	318
	슈크림	80g	25.2	6.0	11.4	0.2	0.3	169
	레어치즈케이크	100g	22.2	5.8	27.5	0.5	0.3	349
	푸딩	100g	14.0	5.7	5.5	0.2	0	116
	커피 젤리	100g	10.3	1.6	0	0	0	43
음료수	콜라	200g	22.8	0.2	0	0	0	92
	사이다	200g	20.4	0	0	0	0	82
	오렌지주스(농축환원*6)	200g	21.0	1.4	0.2	0	0.4	92

*1 쌀누룩을 이용해 만든 미소(일본식 된장)-옮긴이 *2 싱겁게 간을 한 된장-옮긴이

*3 흰자와 노른자를 다 넣어 만드는 방식-옮긴이

*4 본 미림은 일반 미림에 비해 장시간 숙성을 거쳐 만들어지며, 미림은 알코올 성분이 거의 없는 데 반해 본 미림은 약 14% 정도 함유돼 있다.-옮긴이

*5 동그란 모양의 카스텔라 단팥빵-옮긴이 *6 진액에 수분을 더해 원래 농도로 맞추는 것-옮긴이

참고문헌

1. 《그림 보며 개선하자! 대충 편하게! 일주일만에 지방간이 말끔해진다》, 구리하라 다케시 저, 미카사쇼보(三笠書房)

2. 《내과의와 치과의가 알려주는 병을 모르는 먹는 법 닦는 법》, 감수 구리하라 다케시, 닛토쇼인혼사(日東書院本社)

3. 《그 효과에 전문가들이 놀랐다 내장지방 없애는 방법 BEST 5》, 감수 구리하라 다케시 가사쿠라(笠倉)출판사

4. 《Dr. 구리하라의 초코 건강법 내장지방은 초콜릿으로 뺀다》, 감수 구리하라 다케시. 엔트렉스

※이밖에도 많은 서적과 웹사이트를 참고했다.

Original Japanese title: ISSHUKAN DE KATTE NI YASETEIKU KARADA NI NARU SUGOI HOHO
by Takeshi Kurihara

Copyright 2023 Takeshi Kurihara

Original Japanese edition published by NIHONBUNGEISHA Co., Ltd.

Korean translation rights arranged with NIHONBUNGEISHA Co., Ltd.

through The English Agency (Japan) Ltd. and Danny Hong Agency.

뱃살을 빼야 살 수 있습니다

초판 1쇄 발행 2023년 7월 17일
초판 2쇄 발행 2023년 9월 15일

지은이 구리하라 다케시

대표 장선희 **총괄** 이영철 **기획편집** 현미나, 한이슬, 정시아, 오향림
디자인 김효숙, 최아영 **외주디자인** 이창욱 **마케팅** 최의범, 임지윤, 김현진, 이동희 **경영관리** 전선애

펴낸곳 서사원 **출판등록** 제2023-000199호
주소 서울시 마포구 성암로 330 DMC첨단산업센터 713호
전화 02-898-8778 **팩스** 02-6008-1673
이메일 cr@seosawon.com
블로그 blog.naver.com/seosawon
페이스북 www.facebook.com/seosawon
인스타그램 www.instagram.com/seosawon

ⓒ구리하라 다케시, 2023

ISBN 979-11-6822-187-1 03510

서사원은 독자 여러분의 책에 관한 아이디어와 원고 투고를 설레는 마음으로 기다리고 있습니다. 책으로 엮기를 원하는 아이디어가 있는 분은 이메일 cr@seosawon.com으로 간단한 개요와 취지, 연락처 등을 보내주세요. 고민을 멈추고 실행해보세요. 꿈이 이루어집니다.